Uni-Taschenbücher   196

T0210854

UTB

Eine Arbeitsgemeinschaft der Verlage

Birkhäuser Verlag Basel und Stuttgart
Wilhelm Fink Verlag München
Gustav Fischer Verlag Stuttgart
Francke Verlag München
Paul Haupt Verlag Bern und Stuttgart
Dr. Alfred Hüthig Verlag Heidelberg
J. C. B. Mohr (Paul Siebeck) Tübingen
Quelle & Meyer Heidelberg
Ernst Reinhardt Verlag München und Basel
F. K. Schattauer Verlag Stuttgart-New York
Ferdinand Schöningh Verlag Paderborn
Dr. Dietrich Steinkopff Verlag Darmstadt
Eugen Ulmer Verlag Stuttgart
Vandenhoeck & Ruprecht in Göttingen und Zürich
Verlag Dokumentation München-Pullach
Westdeutscher Verlag/Leske Verlag Opladen

Prof. Dr. med. habil. Fredo Günnel, Direktor der Klinik und Poliklinik für Hals-Nasen-Ohren-Krankheiten an der Medizinischen Akademie „Carl Gustav Carus" Dresden

unter Mitarbeit von

Dr. med. dent. et Dr. med. W. Möbius
Dr. med. dent. et Dr. med. G. Busse
Dr. med. H. Koch

Fredo Günnel

HNO-ärztliche
Untersuchungstechnik

Nachdruck der 2. Auflage

Mit 66 Abbildungen

Springer-Verlag Berlin Heidelberg GmbH

Prof. Dr. med. habil. FREDO GÜNNEL, geboren am 6. Oktober 1913 in Zwickau, absolvierte nach dem Abitur 1933 sein Medizinstudium in Leipzig, Rostock und Düsseldorf, 1939 medizinisches Staatsexamen in Leipzig und Promotion zum Dr. med. 1939 – 1940 Medizinalpraktikantenzeit in Zwickau und Leipzig. 1951 – 1961 Assistent an der Hals-Nasen-Ohren-Klinik der Martin-Luther-Universität Halle/Wittenberg, dort 1957 Habilitation und Ernennung zum Dozenten. 1961 Berufung auf den Lehrstuhl für Hals-Nasen-Ohren-Heilkunde der Medizinischen Akademie „Carl Gustav Carus" in Dresden unter gleichzeitiger Ernennung zum Professor und Direktor der Klinik und Poliklinik für Hals-Nasen-Ohren-Krankheiten. Insgesamt 55 wissenschaftliche Publikationen – darunter 13 medizinisch-wissenschaftliche Filme.

ISBN 978-3-7985-0365-6   ISBN 978-3-642-87004-0 (eBook)
DOI 10.1007/978-3-642-87004-0

Lizenzausgabe des Verlages Theodor Steinkopff, Dresden

© 1968 and 1969 by Springer-Verlag Berlin Heidelberg
Ursprünglich erschienen bei Theodor Steinkopff, Dresden 1969

Einbandgestaltung: Alfred Krugmann, Stuttgart

Gebunden bei der Großbuchbinderei Sigloch, Stuttgart

Vorwort

Der Inhalt des Buches umfaßt das Lehrprogramm des praktischen Teiles der Hals-, Nasen- und Ohrenheilkunde, wie es an der Medizinischen Akademie Dresden in Kursen durchgeführt wird.

Im ersten Teil findet sich die Darstellung der Spiegeltechnik. Die einzelnen Abschnitte gliedern sich nach der Art des untersuchten Organes: Nase (2.), Nasenrachen (3.), Mundhöhle (4.), Kehlkopf (5.) und Ohr (6.). Vorangestellt wird ein Abschnitt zur allgemeinen Untersuchungsanordnung (1.). Diese Hauptkapitel sind weiter nach untersuchungstechnischen Daten unterteilt: Untersuchungsgegenstand (1.), Untersuchungsanordnung und Instrumente (2.), Fehler (3.), Normales Bild (4.) und Reihenfolge des Untersuchungsganges (5.). Die Ziffern dieser Unterabschnitte finden sich als erste Dezimale hinter der Zahl des Hauptabschnittes. Zum Beispiel trägt die Reihenfolge des Untersuchungsganges stets die Nummer 5. Für die Nase ist demnach dieser Untersuchungsgang unter 2.5., für den Nasenrachen unter 3.5., für die Mundhöhle unter 4.5., für den Kehlkopf unter 5.5. und für das Ohr unter 6.5. zu finden. Dies gilt sinngemäß für alle weiteren untersuchungstechnischen Daten.

Da alle Hauptabschnitte stereotyp in der gleichen Weise untergliedert sind, kann auch derjenige, der schnell etwas Bestimmtes nachschlagen will, sofort den richtigen Abschnitt auffinden, ohne erst viel suchen zu müssen. Im Hauptabschnitt Ohr wurden einige Unterabschnitte hinzugefügt, die die kunstgerechte Reinigung des äußeren Gehörganges, die Prüfung der Luftdurchgängigkeit der Eustachischen Röhre und einige pathologische Trommelfellbilder betreffen. Ein besonderes Kapitel (7.) hat die sachgemäße Untersuchung des äußeren Halses zum Gegenstand. Nach den Hauptabschnitten 2. und 3. (Nasenhöhle und Nasenrachen), 4. und 5. (Mund, Rachen und Kehlkopf), 6. (Ohr) und 7. (äußerer Hals) wurde je ein Sonderabschnitt eingefügt, in dem für bestimmte Hauptsymptome oder Symptomengruppen die diagnostischen Möglichkeiten übersichtlich zusammengestellt sind. Dem Anfänger soll auf diese Weise die Erkennung von krankhaften Veränderungen erleichtert werden, da erfahrungsgemäß bei bestimmten Erwartungen die in Frage kommenden Gebiete vom Untersucher besonders genau beachtet werden.

Der zweite Teil befaßt sich mit einigen röntgenologischen Routineuntersuchungsverfahren. Nach Erläuterung einiger Grundbegriffe (Abschnitt 8.) wird in Abschnitt 9. die Darstellung der Nase und der Nasennebenhöhlen und in Abschnitt 10. die Darstellung des Schläfenbeines abgehandelt. Es wurden diejenigen Untersuchungsverfahren ausgewählt, die zur Ergänzung der mit den Methoden des ersten Teiles erhobenen Befunde unerläßlich sind. Großer Wert wurde auf die bildliche Darstellung der einzelnen röntgenologischen Verfahren gelegt. Für jede Einstellung findet der Leser eine Skizze zum theoretischen Strahlengang für die gewünschte Aufnahmerichtung, die Darstellung der erforderlichen Lagerung des Patienten, das erhaltene Röntgenbild und in Form einer Übersichtsskizze die Erklärung der im Röntgenbild dargestellten Strukturen. An Hand einer derartigen für eine Aufnahmerichtung typischen Bildfolge kann sich der Leser schnell und ausreichend orientieren. Die Besprechung normaler, vom Alter abhängiger und pathologischer Röntgenbefunde ergänzt die Darstellung.

Der dritte Teil erläutert einige Grundbegriffe zur Prüfung des Hörvermögens. Im ersten Abschnitt (12.) finden sich Anweisungen zur Durchführung der alten Prüfverfahren mit Flüster- und Umgangssprache. Der folgende Abschnitt (13.) ist den verschiedenen Stimmgabelprüfungen gewidmet, die in der allgemeinen Praxis immer anwendbar sind. Der Beurteilung schwellenaudiometrischer Ergebnisse gehört ein kurzer weiterer Abschnitt (14.).

Einige Grundbegriffe zur Prüfung des Gleichgewichtsapparates behandelt der vierte Teil. Er gliedert sich in Bemerkungen zur Erhebung der Anamnese (16.), in Anweisungen zur Prüfung des Gleichgewichtes (17.), in Hinweise zur Untersuchung des spontanen (18.) und experimentellen Nystagmus (19.). Ein letzter Abschnitt (20.) versucht unter Wahrung aller gebotenen Vorsicht, Ratschläge zur Auswertung erhobener Nystagmusbefunde zu geben.

Der Teil II wurde von meinem Mitarbeiter Herrn Dr. med. et Dr. med. dent. W. Möbius verfaßt, der nach der Studienreform im Rahmen des HNO-Unterrichts diese Kapitel der Röntgendiagnostik den Studenten praktisch vermittelte. Herr Dr. med. et Dr. med. dent. G. Busse übernahm den Teil III und Herr Dr. med. Koch den Teil IV. Beide Herren leiten gleichfalls als Mitarbeiter der Klinik die entsprechenden praktischen Kurse. Herr Dr. med. Heidelbach arbeitete an der bildlichen Darstellung des Teiles I mit.

Besonderer Dank gilt Herrn Schulz für die zeichnerische Darstellung verschiedener Untersuchungsgänge und nicht zuletzt dem Verlag für die Förderung, die er der kleinen Schrift angedeihen ließ.

Dresden, im Sommer 1969   F. Günnel

Die erste Auflage des vorliegenden Buches war schnell vergriffen. Autor und Verlag entschlossen sich deshalb, kurzfristig eine 2., durchgesehene Auflage herauszubringen.

Dresden, Herbst 1969

Der Verlag

Inhaltsverzeichnis

X

XII

Teil I

DIE UNTERSUCHUNG VON NASE, MUND, RACHEN, KEHLKOPF UND OHR

von Prof. Dr. med. F. Günnel

0. Einleitung

Die Untersuchungstechnik für Ohr, Nase, Mund und Kehlkopf ist denkbar einfach[1] und in jeder allgemeinärztlichen Behandlungsstelle mühelos, völlig kostenlos und ohne großen Zeitaufwand durchführbar. Die „mit einem Blick" zu erzielenden Ergebnisse gestatten häufig, sofort die richtige Diagnose zu stellen, zumindest aber mit großer Wahrscheinlichkeit zu vermuten. Darüber hinaus sind sie zuweilen absolut entscheidend für das weitere Lebensschicksal eines Kranken, wenn man bedenkt, daß beispielsweise bei Krebskranken nur die Frühentdeckung der Geschwulst gute Heilungsaussichten vermittelt, während sich mit zunehmender Geschwulstgröße die Überlebenschancen rapid verschlechtern.

Man müßte deshalb annehmen, die HNO-Untersuchungstechnik sei in der allgemeinen Praxis ein verbreitetes und häufig geübtes Verfahren. Dies ist aber sicher nicht der Fall. Das in große Fachkliniken einströmende Krankengut beweist diese bedauerliche Tatsache. Ernste Erkrankungen werden zu Anfang oft lange Zeit (monatelang) unter falschen Verdachtsdiagnosen mit banalen therapeutischen Maßnahmen hingehalten, ohne daß auch nur ein einziges Mal der Versuch unternommen worden wäre, mittels der sog. Spiegeltechnik das erkrankte Organ direkt zu betrachten. Nur so ist es zu erklären, daß auch grobe Befunde nicht erkannt und klinisch falsch gedeutet werden: Polypen und Krebse des Stimmbandes als Laryngitis, Krebse des Zungengrundes, des Kehlkopfeingan-

---

[1] Die vielfältigen komplizierten Untersuchungsmethoden, über die die moderne HNO-Heilkunde verfügt, sollen in diesem Zusammenhang nicht erörtert werden. Sie werden immer mit ihren teilweise aufwendigen Geräten der Klinik vorbehalten bleiben.

1

ges und des Hypopharynx als Globus hystericus, Krebse der
Nase und des Nasenrachens als chronischer Schnupfen, intra-
kranielle Verwicklungen bei Cholesteatomeiterungen als
Grippe, stenosierende Larynxkarzinome als Asthma usw.
Eine Untersuchung mit HNO-ärztlicher Technik ließe in
jedem Fall mit großer Sicherheit auch bei geringer persön-
licher Erfahrung des Untersuchers derartige oberflächliche
Fehlbeurteilungen und Fehlhandlungen vermeiden.
Es erhebt sich die Frage, warum in der allgemeinen Praxis
diese nutzbringende und ergiebige Untersuchungstechnik so
wenig angewandt wird. Dabei dürften verschiedenartige Ursachen eine Rolle spielen: Einerseits besteht ein großer zeitlicher
Abstand zwischen der ersten Unterweisung in der Technik
während der Studienzeit und der späteren praktischen Anwendung im endgültigen Tätigkeitsbereich. Eine Fülle neuer Ein-
drücke (neue Lehrfächer) und Nöte (Examen) stürmen in dieser Zwischenzeit auf den werdenden Arzt ein und lassen ihn
die Einzelheiten der eben erst mühsam erworbenen und noch
nicht routinemäßig sitzenden Technik wieder vergessen. Will
er jetzt andererseits seine Erinnerung aus Büchern auffrischen,
um sich die nötige Routine durch laufende Anwendung dieser
Technik in der täglichen Praxis zu erwerben, so findet er zwar
gute Anweisungen in den HNO-Lehrbüchern, aber meist ver-
streut und – dem Charakter dieser Bücher entsprechend – vielleicht auch nicht in einer Darstellungsform, die einem in stän-
diger Zeitnot befindlichen praktischen Arzt erlaubt, sich
schnell – vielleicht sogar am Arbeitsplatz – an Hand einer
knappen und übersichtlichen Zusammenstellung genau zu
unterrichten. Da offenbar aber, wie aus den verschiedensten
Gesprächen mit angehenden praktischen Ärzten immer wieder
hervorgeht, ein derartiges Bedürfnis besteht, soll die vorlie-
gende kleine Zusammenstellung der HNO-Untersuchungstechnik dieser Aufgabe dienen. Auch dem Studenten, der in
wenigen Stunden mit dieser Untersuchungstechnik vertraut
gemacht werden soll, dürfte eine kleine Schrift zum Nachschlagen nützliche Dienste erweisen, zumal die knappe Stun-
denzahl keine Zeit zu ausgiebigen Wiederholungen übrigläßt.
Falsch Verstandenes läßt sich auf diese Weise schnell berich-
tigen. Die Darstellung des Stoffes erfolgt auf Grund von in

2

Kursen, Lehrveranstaltungen und bei der Abnahme der Examina gemachten Erfahrungen. Wenn die kleine Schrift dazu beitragen sollte, der HNO-Untersuchungstechnik in der allgemeinen Praxis eine größere Verbreitung als bisher zu verschaffen, so hätte sie ihren Zweck erfüllt.

1. Allgemeine Untersuchungsanordnung

1.1. Allgemeine Voraussetzungen

Die zu untersuchenden Organe liegen in engen, schwer einsehbaren dunklen Höhlen. Die erste Aufgabe besteht deshalb darin, genügend Licht an die zu betrachtenden Organe heranzubringen. Dies geschieht mit Hilfe einer geeigneten Lichtquelle und eines Hohlspiegels (Reflektor, Ziegler-Spiegel). Als Lichtquelle ist jede elektrische Leuchte mit einer Milch- oder Mattglasglühlampe von 100 Watt geeignet. Es ist dabei gleichgültig, ob die Leuchte mittels eines Schwenkarmes an der Wand befestigt ist oder ob eine Standleuchte verwendet wird.

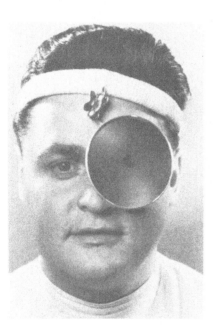

Eine besondere Verkleidung ist nicht erforderlich. Notfalls ist auch die Verwendung von Tageslicht möglich (keine Sonne!). Der Stirnreflektor (Ziegler-Spiegel) ist ein Hohlspiegel von etwa 10 cm Durchmesser. Seine Brennweite beträgt 15 bis 18 cm. In seiner Mitte befindet sich ein Loch von über 1 cm Durchmesser. Über ein oder zwei Kugelgelenke ist er gelenkig mit einem verstellbaren Band verbunden, mit dessen Hilfe er am Kopf befestigt und so vor das linke Auge gedreht wird, daß das Loch in

Abb. 1.   Spiegelsitz vor dem linken Auge des Untersuchers.

der Mitte des Spiegels genau vor das Auge zu liegen kommt (Abb. 1).

1.2. Untersuchungsanordnung (Abb. 2)

Arzt und Patient sitzen einander gegenüber. Dabei befinden sich wegen der zur Untersuchung erforderlichen Annäherung die geschlossenen Knie des Patienten zwischen den leicht

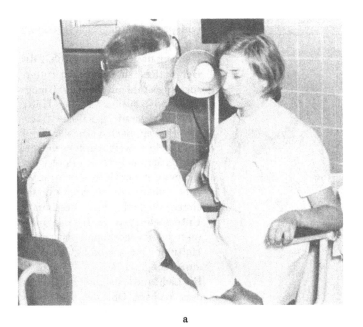

a

Abb. 2. Allgemeine Untersuchungsanordnung: Arzt und Patient sitzen einander gegenüber. Die Lichtquelle befindet sich neben dem rechten Ohr des Patienten. Die Grundrißskizze vermittelt die möglichen Beinhaltungen von Arzt und Patient. Aus der Aufrißskizze ist die richtige Untersuchungshaltung des Patienten zu entnehmen (Beugung des gerade gehaltenen Oberkörpers in der Hüfte nach vorn und Neigung des Kopfes nach rückwärts). Die rechte Hand des Untersuchers liegt auf dem Kopf des Patienten, die linke führt das für die Untersuchung entsprechende Instrument.

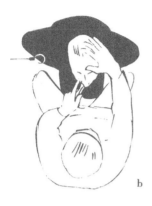

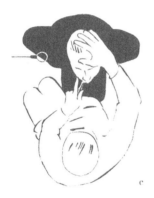

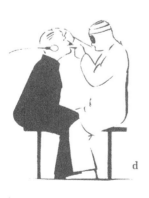

gespreizten Knien des Untersuchers, oder aber die geschlossenen Knie des Arztes stehen rechts (vom Patienten aus gesehen!) neben den geschlossenen Knien des Patienten (Grundrißskizze Abb. 2 b und 2 c). Bei der zuletzt genannten Anordnung sitzt der Arzt in halbschräger Stellung seinem Patienten gegenüber, indem er die rechte Schulter etwas nach vorne bringt (entsprechend der Schrägstellung der eigenen Knie).

Haltung des Patienten (Abb. 2 d): Der Patient sitzt auf dem Untersuchungsstuhl mit dem Gesäß möglichst weit zurück. In der Hüfte wird der gerade gehaltene Oberkörper weit nach vorn, der Kopf im Nacken weit zurückgebeugt. Der Patient nähert sich infolge der Beugung in der Hüfte dem Arzt bis auf einen günstigen Untersuchungsabstand. Für bestimmte Untersuchungen (z. B. die indirekte Laryngoskopie) ist diese Haltung eine unabdingbare Voraussetzung.

Die Lichtquelle befindet sich neben dem rechten Ohr des Patienten (Abb. 2). Mit Hilfe des vor dem linken Auge befestigten Hohlspiegels reflektiert der Untersucher das Licht der Lichtquelle auf das zu untersuchende Organ, wobei er gleichzeitig mit dem linken Auge durch das Loch im Spiegel schaut. Strahlengang des reflektierten Lichtes und Sehachse des Auges müssen zusammenfallen, d. h., wenn der Untersucher durch das Loch im Spiegel blickt, muß das zu untersuchende Organ hell ausgeleuchtet sein. Entsprechend dem Brennpunkt des Hohlspiegels (18 cm) ist ungefähr ein Betrachtungsabstand von etwa 20 cm erforderlich (vgl. Abb. 2, Aufrißskizze).

Der Stirnreflektor muß möglichst nahe an das Auge gebracht werden, da bei größerem Abstand zwischen Auge und Spiegel das Blickfeld des Beobachters durch die Größe des Spiegelloches eingeengt wird.

Um den Zugang zu den zu betrachtenden Höhlen (Ohr, Nase, Mund usw.) frei zu machen, bedarf es besonderer Instrumente (Ohrtrichter, Nasenspekulum, Mundspatel usw., vgl. speziellen Teil). Sie gehören ausnahmslos in die linke Hand des Untersuchers. Die rechte Hand wird auf den Kopf des Patienten gelegt, wobei aus Gründen der persönlichen Sauberkeit nur die Fingerspitzen die Oberfläche des Kopfes berühren. Mit ihr wird der Kopf des Patienten bewegt, um alle Höhlenwände in den Lichtkegel hineindrehen zu können und damit sichtbar zu machen.

Merke: Hat der Untersucher das Licht richtig eingestellt und ist gleichzeitig der Blick für das linke Auge durch das Loch im Spiegel auf das zu untersuchende Organ frei, so bleibt der Arzt unbeweglich sitzen, während das zu untersuchende Objekt im stehenden Lichtkegel hin und her bewegt, gedreht und gekippt wird (ähnlich wie im täglichen Leben, wenn ein Gegenstand zur genaueren Betrachtung vor unserem Blick allseitig gewendet wird). Die Bewegungen des Kopfes des Patienten sind erforderlich, um die verschiedenen Höhlenwände (z. B. Nasenboden, seitliche Nasenwand, Septum usw.) genau betrachten zu können. Sie werden durch die auf den Kopf des Patienten aufgelegte rechte Hand des Untersuchers ausgeführt und in Ausmaß und Richtung bestimmt.

1.3. Fehler

Der Untersucher sitzt in aufrechter Haltung vor dem Patienten. Bei Anfängern ist häufig eine Neigung zu Zwangshaltungen zu beobachten (übertriebene Seitwärtsneigung oder starkes

Vorwärtsbeugen), die den Untersuchungsgang unnötig erschweren. Dies kommt dadurch zustande, daß die Einstellung des Spiegels gewisse Schwierigkeiten bereitet, nämlich die Vereinigung von Lichtkegel und „freiem Blick" (Blick durch das Loch im Spiegel). Ist das von der Leuchtquelle kommende reflektierte Licht glücklich auf das zu untersuchende Organ gerichtet, steht das Spiegelloch nicht vor dem Auge und umgekehrt. Das kleine Mißgeschick läßt sich aber bald durch etwas Übung mit Sicherheit vermeiden.

2. Die Untersuchung der Nase

2.1. Untersuchungsgegenstand

Die Nasenhöhle durchsetzt den mittleren und oberen Teil des Gesichtsschädels in ventro-dorsaler Richtung. Ihre durchschnittliche Länge beträgt ungefähr 7,5, ihre durchschnittliche Höhe etwa 5 cm. Sie öffnet sich nach dorsal durch die Choanen (mittlere Höhe etwa 2,5, mittlere Breite etwa 1,2 cm) in den Nasenrachenraum, nach ventral durch die Nasenlöcher (Nares) nach außen. Ihr Querdurchmesser ist unterschiedlich, kleiner nach kranial, dorsal und ventral, größer nach kaudal und in den mittleren Abschnitten der Nase. Das Septum trennt die Nasenhöhle in normalerweise ungefähr zwei gleich große Hälften. Die laterale Nasenwand (Abb. 3) zeigt eine besondere Gliederung, hervorgerufen durch die sog. Nasenmuscheln. Es werden die untere (größte), mittlere und obere Muschel unterschieden. Den Raum unter den Muscheln nennt man die Nasengänge, die entsprechend als unterer (unter der unteren Muschel), mittlerer (unter der mittleren Muschel) und oberer Nasengang bezeichnet werden. Klinisch wichtig ist der mittlere Nasen-

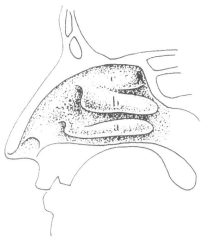

Abb. 3. Schematische Darstellung der seitlichen Nasenwand.

a. untere Muschel
b. mittlere Muschel
c. obere Muschel

gang, der die Ausführungsgänge von Stirnhöhle (unter dem Kopf der mittleren Muschel), vorderen Siebbeinzellen und weiter dorsal das Ostium maxillare der Kieferhöhle aufnimmt (klinisch wichtig, anterhinoskopisch sichtbare Eiteransammlung!). In den oberen Nasengang münden die hinteren Siebbeinzellen und die Keilbeinhöhle (Eiteransammlungen im oberen Nasengang sind nicht ante-, sondern nur postrhinoskopisch sichtbar!), in den unteren der Ductus nasolacrimalis.

2.2. Untersuchungsanordnung

Die allgemeine Anordnung bleibt dieselbe wie in Abschnitt 1.2. angegeben. Der Naseneingang wird für den Einblick durch ein sog. Nasenspekulum frei gemacht (Abb. 4). Die richtige Lage des Spekulums in der linken Hand des Untersuchers ist aus der

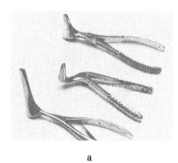

a

Abb. 4.   Nasenspekula:

a. Für die übliche Untersuchung der Nase genügt ein Spekulum mit kurzen Branchen. Zur Darstellung in der Tiefe der Nasenhöhle liegender Gebiete gibt es langbranchige Spekula.

b. Haltung eines Spekulums (stets in der linken Hand des Untersuchers).

c. Untersuchungshaltung bei Untersuchung der linken Nasenseite eines Patienten.

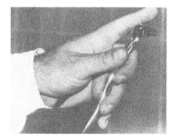

b

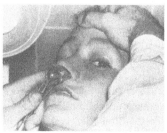

c

Abb. 4b zu entnehmen (Daumen auf der Verschlußschraube aufliegend). Das Spekulum wird unter Anlage des abgespreizten Zeigefingers an den rechten Oberkiefer des Patienten vorsichtig in das Vestibulum nasi (der mit äußerer Haut ausgekleidete Anteil der inneren knorpeligen Nase) eingeführt. Durch vorsichtiges Öffnen des Spekulums wird der elastische Nasenflügel soweit als möglich abgespreizt, wodurch der Blick in das Naseninnere frei wird (Abb. 4c).

Untersuchungstechnik: Der Blick durch das Nasenloch trifft auf den Kopf der unteren Muschel (vgl. Abb. 3a), der von lateral als rötliches Gebilde in die Nasenlichtung hinein vorspringt. Entsprechend der Lage der Nasenhöhle im Gesichtsschädel kann die Oberfläche der unteren Muschel nur tangential betrachtet werden (Abb. 5a). Will man etwas von der Oberfläche der Muschel sehen, muß eine entsprechende Kopfdrehung durchgeführt werden, und zwar für die rechte Muschel nach rechts, für die linke nach links. Gegensinnige Bewegungen bringen die Oberfläche des Septums zur Ansicht.

Bei der Lage der Nasenlöcher wird in normaler Kopfhaltung nur die untere Muschel sichtbar, die mittlere Muschel und der mittlere Nasengang entziehen sich der Beobachtung, da diese kranial von unserer Blickrichtung gelegen sind (vgl. Abb. 5b). Um sie zu betrachten, muß der Kopf nach hinten unten gebeugt werden. Hierdurch gelangen die weiter kranial gelegenen Anteile der Nase in das Blickfeld des Untersuchers (Abb. 5b).

Für die Einstellung des klinisch wichtigen mittleren Nasengangs ist nach dem Gesagten folgendes Vorgehen zweckmäßig: Nach Einstellung des Kopfes der unteren Muschel wird durch entsprechende Drehung des Kopfes des Patienten (rechte Nasenseite nach rechts, linke nach links) versucht, möglichst viel von der Oberfläche der Muschel zu sehen. Ist diese Einstellung erreicht, wird der Kopf des Patienten nach hinten gekippt, so daß die mittlere Muschel und der Raum unter ihr (mittlerer Nasengang) ins Blickfeld eintreten. Bei aufmerksamer Beobachtung der möglichst langsam ablaufenden Kippbewegung treten alle Teile der mittleren Muschel allmählich ins Blickfeld: Bei Beginn zunächst die hinteren Teile der Muschel, bei Ende der Bewegung der Kopf der mittleren Muschel mit seinem zarten, peitschenförmigen Ansatz.

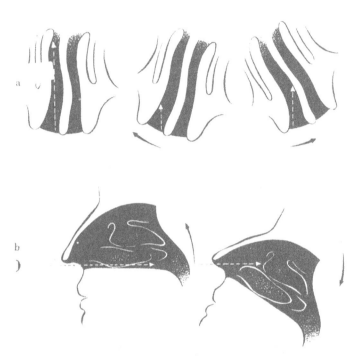

Abb. 5.   Untersuchung der Nasenhöhle.

a. Schematische Wiedergabe eines Horizontalschnittes durch die Nasenhöhle. Beim Blick in die rechte Nasenseite verläuft die Sehachse des Untersuchers (angedeutet durch punktierten Pfeil) parallel zur Oberfläche der unteren Muschel. Wird der Kopf des Patienten. soweit es der Abstand zwischen vorderer Septumkante und unterem Muschelkopf erlaubt, nach rechts gedreht (s. danebenstehende Skizze), so stellt sich die Oberfläche der unteren Muschel besser dar. Dreht der Untersucher den Kopf des Patienten nach links, so erscheint beim Blick in die rechte Nasenseite die rechtsseitige Schleimhautfläche der Nasenscheidewand (s. äußerste rechte Skizze). Soll die linke Nasenseite untersucht werden, so ist zur Betrachtung der lateralen Nasenwand der Kopf sinngemäß nach links zu drehen.
b. Schematische Wiedergabe der rechten lateralen Nasenwand. Am gegenübersitzenden Patienten dringt der Blick des Untersuchers (punktierter Pfeil) in Höhe der unteren Muschel in die Nasenhöhle und gleitet entlang dem Nasenboden in die Tiefe. Sollen die über der unteren Muschel gelegenen anatomischen Gebilde (mittlere Muschel und mittlerer Nasengang) dem Blick zugänglich gemacht werden, so

muß der Untersucher den Kopf des Patienten (mit seiner rechten Hand!) langsam nach hinten unten beugen. Bei dieser Bewegung gelangen mittlere Muschel und mittlerer Nasengang in das Blickfeld des Untersuchers. Nach genügender Rückwärtsbeugung werden Kopf und Ansatz der mittleren Muschel der Betrachtung zugänglich (s. rechts daneben stehende Skizze).

Die Einstellung des mittleren Nasenganges kann mit Schwierigkeiten verbunden sein. Bei enger Nase, zumal bei Septumverbiegungen nach der zu untersuchenden Seite, kann der Einblick schwierig sein. Es ist in derartigen Fällen zweckmäßig, die Nasenmuscheln abzuschwellen, um den Einblick zu erweitern. Dies geschieht am besten durch Bestreichen (Wattetupfer) oder Besprayen mit einer 2 % Medicainlösung, der auf 1 ml 1 Tropfen Sol. Adrenalini (1,0/1000,0) zugefügt ist. Die abschwellende Wirkung tritt rasch ein.

2.3.   Fehler

Ein häufiger Anfängerfehler besteht darin, daß das Nasenspekulum nicht genügend gespreizt wird. Der Nasenflügel muß so weit als möglich vom Nasensteg abgedrängt werden, wenn ein guter Überblick erreicht werden soll. Ein weiterer Fehler ist, das Spekulum zu tief einzuführen. Die dabei das Septum berührende mediale Branche verursacht Schmerzen und ruft Abwehrbewegungen seitens des Untersuchten hervor, die bis zur knöchernen Apertura piriformis vordringende äußere Branche verhindert eine genügend weite Öffnung des Spekulums. Deshalb: Die äußere Branche des Spekulums liegt auf der Innenseite des knorpeligen Nasenflügels, die innere am Nasensteg v o r der vorderen unteren Kante des knorpeligen Septums! Erlernen muß der Anfänger ferner, sich in die Tiefe der Nase einzusehen. (Man bedenke: Dorso-anteriore Länge der Nasenhöhle rund 7 bis 8 cm.) Hintere Dornen des Septums und hintere Enden der unteren Muschel werden als Atmungshindernis gern übersehen. Deshalb für den Lernenden bewußtes Betrachten der Nasentiefe (am besten nach Abschwellen)!

2.4. Normales Bild

Das Vestibulum nasi (innerer Anteil der knorpeligen Nase) ist mit äußerer Haut ausgekleidet und von Haaren bestanden (Furunkel, Folliculitis). Die Grenze zwischen der Vestibulumhaut (Farbe der äußeren Haut) und der Nasenschleimhaut (hochrote Farbe) ist scharf und am Farbunterschied mühelos zu erkennen. Die Luftwege in der Nasenhöhle haben beiderseits normalerweise ungefähr gleiche Größe, wobei die Weite nur wenige Millimeter beträgt. Untere und mittlere Muschel berühren im allgemeinen nicht die Nasenscheidewand.

2.5. Reihenfolge des Untersuchungsganges

Betrachtung des Vestibulums: Form und Elastizität der Nasenflügel (zu zarte und wenig Spannung besitzende Flügelknorpel werden bei der Einatmung angesaugt und behindern die freie Nasenatmung), seitliches Abweichen der vorderen unteren knorpeligen Septumkante von dem in der Mittellinie gelegenen Nasensteg (Subluxatio septi, behinderte Nasenatmung) und entzündliche Veränderungen (Folliculitis, Furunkel).

Betrachtung der Nasenhöhle: Schleimhaut (normal rote Farbe, blaß, blutstrotzend, trocken, umschrieben oder allgemein hyperplastisch, atrophisch), Art der Absonderung (wenig, mäßig, schüttend, wäßrig, schleimig, eitrig, Borken- und Krustenbildung), Nasenscheidewand (regelrecht, Abweichungen von der Mittellinie, Dornen- und Leistenbildungen, Perforationen, hervortretende oder blutende Gefäße am Locus Kiesselbachii), Einengungen und Totalverlegungen der Nasenlichtung (Septumdeformitäten, Schleimhaut- und Muschelhyperplasien, Polypenbildung, Geschwülste).

3. Die Untersuchung des Nasenrachenraumes

3.1. Untersuchungsgegenstand

Der Pharynx ist ein trichterförmiger Muskelschlauch, dessen weites Ende an der Schädelbasis angeheftet ist und dessen schmales, spitz zulaufendes anderes Ende sich in Höhe der Cartilago cricoidea mit der Speiseröhre vereinigt. Nase, Mund und Kehlkopf münden an seiner Vorderseite in ihn ein. Deshalb spricht man von einem Nasen-, Mund- und Kehlkopfrachen. Die Grenze zwischen Nasen- und Mundrachen wird durch eine gedachte Horizontalebene gebildet, die durch den Unterrand des Gaumensegels gelegt wird. Die Trennung zwischen Mund- und Kehlkopfrachen erfolgt durch eine gleiche durch den Oberrand des Kehldeckels gelegte Ebene. Im Bereich des Mund- und Kehlkopfrachens kreuzen Luft- und Speiseweg. Die genannte Einteilung ist eine willkürliche, der Rachen bildet eine funktionelle Einheit.

In den Nasenrachen (Abb. 3) münden durch die Choanen die beiden Nasenhöhlen. Das Rachendach liegt dem Boden der Keilbeinhöhle und einem Teil des Hinterhauptbeines an. An ihm befindet sich die Rachenmandel. Die seitliche Wand erhält ihre kennzeichnende Form durch die Ausmündung der Ohrtrompete, die von einem vorderen (kleineren) und einem hinteren (größeren), lippenartig vorspringenden Wulst eingefaßt wird. Der hintere Wulst, Torus tubarius genannt, wird durch den Tubenknorpel verursacht. Hinter ihm befindet sich eine Einsenkung, die sog. Rosenmüllersche Grube.

3.2. Untersuchungsanordnung

Allgemeine Untersuchungsanordnung wie unter 1., besonders aber unter 1.2. angegeben. Die Betrachtung des Nasenrachenraumes und der hinteren Teile der Nase erfolgt auf indirektem Weg vom Mund aus.
Benötigte Instrumente: Nasenrachenspiegel und Mund-

15

spatel (s. Abb. 8a). Der Nasenrachenspiegel (Abb. 6) ist ein ge-
stieltes rundes Spiegelchen mit einem Durchmesser von 0,5 bis
1,0 cm. Er bildet mit dem Stiel einen Winkel von ungefähr 100°.
Vor jeder Untersuchung wird die Spiegelseite (nicht die Metallseite!) leicht in einer Spiritusflamme (Gasflamme, oder mit einem
elektrischen Spiegelanwärmer) erwärmt. Vor Gebrauch prüfe
man stets durch Auflegen der Metallseite auf den Handrücken
der linken Hand, daß der Spiegel nicht zu heiß ist.

Untersuchungstechnik: Der Mundspatel gehört in die
linke, der Nasenrachenspiegel in die rechte Hand des Untersuchers. Bei weit geöffnetem Mund wird nach Auflegen des

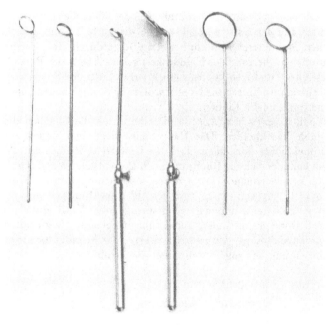

Abb. 6. Nasenrachenspiegel (linke Bildseite): Der Spiegel ist gegen
den Stiel um 100° geneigt und besitzt einen Durchmesser zwischen
0,5 und 1 cm. Kehlkopfspiegel (rechte Bildseite): Der Spiegel besitzt
zum Stiel eine Neigung von etwa 120° und einen Durchmesser zwischen 1 und 2 cm. Die Spiegel der verschiedenen Größen werden in
einen Handgriff eingeschraubt.

16

Zungenspatels auf die vorderen ²/₃ der Zunge (zu tiefes Einführen des Spatels ruft einen Würgereflex hervor!) diese tief nach kaudal gedrückt, so daß sich die vorderen Gaumenbögen deutlich anspannen (Abb. 7). Das Licht des Reflektors wird auf die Hinterwand des Mundrachens konzentriert. Danach wird der Patient aufgefordert durch die Nase zu atmen, wodurch das Gaumensegel erschlafft und ein genügend breiter

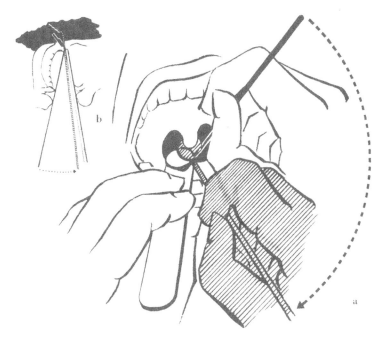

Abb. 7. Schematische Zeichnung zur Darstellung der Untersuchung des Nasenrachenraumes: Die linke Hand drückt mit einem Mundspatel die Zunge möglichst weit nach kaudal (Hand und Mundspatel weiß gekennzeichnet). Der Spiegel wird mit der rechten Hand in Schreibfederhaltung mit erhobenem Handgriff über dem Mundspatel in die Tiefe des Mundes hinter das Zäpfchen eingeführt (einführende rechte Hand und dazugehörige Spiegelfläche weiß, Spiegelstiel schwarz gezeichnet). Durch Senken des Handgriffes (punktierter Pfeil) richtet sich der Spiegel hinter dem Zäpfchen auf (vgl. Seitenriß). Nach dem Aufrichten liegen rechte Hand und Spiegel so, wie es der in der Zeichnung schraffiert wiedergegebenen Lage entspricht.

17

Raum zwischen ihm und hinterer Rachenwand entsteht. Jetzt wird der Nasenrachenspiegel (nach Erwärmung!) in „Schreibfederhaltung" eingeführt (Abb. 7). Der Spiegel gleitet bei angehobenem Handgriff mit der Spiegelseite nach oben ohne Berührung der Zunge über dem Zungenspatel in den Raum unter und hinter dem Gaumensegel. Dabei ist die Berührung der hinteren Rachenwand unbedingt zu vermeiden (Würgereflex). Nach der Einführung wird durch vorsichtiges Senken des Handgriffes der Spiegel aufgerichtet. Der Spiegelstiel kommt dabei an den linken Mundwinkel des Patienten zu liegen. Bei dieser Bewegung kommt der Augenblick, in dem das auf den Spiegel eingestrahlte Licht in den Nasenrachenraum reflektiert wird. Damit werden die beleuchteten Gebilde dieses dunklen Raumes dem Untersucher sichtbar. Durch vorsichtige Drehung des Spiegels um seine Längsachse zwischen Daumen und Zeigefinger gelingt es, nacheinander den gesamten Nasenrachen zur Ansicht zu bringen.

Merke: Auch der Geübte kann bei der Durchführung der Postrhinoskopie auf Schwierigkeiten stoßen. Manche Patienten sind nicht in der Lage bei geöffnetem Mund durch die Nase zu atmen. Da dann die Erschlaffung des Gaumensegels fehlt, ist eine Untersuchung nicht möglich. Auch das Herabdrücken der Zunge ist möglicherweise mit Schwierigkeiten verbunden, wenn ängstliche Patienten gegen den Spateldruck mit der ganzen Kraft ihrer Zunge ankämpfen, so daß die Zunge sich „wirft" und unruhige Zuckungen die Einführung des Nasenrachenspiegels unmöglich machen.

In derartigen schwierigen Fällen kann man sich die Untersuchung durch eine Oberflächenanästhesie (Bepinseln oder Besprayen der Schleimhaut des Mund- und Nasenrachens mit einer 2% Medicainlösung, vgl. 2.2.) erleichtern. Die Epipharyngoskopie läßt sich in jedem Fall erzwingen, wenn nach Schleimhautanästhesie das Gaumensegel entweder durch einen von selbst haltenden Gaumensegelhaken oder durch dünne Gummikatheter nach vorn gezogen wird. Die zuletzt genannte Methode ist sehr einfach und in fraglichen Fällen stets von Erfolg. Man geht folgendermaßen vor: Nach Anästhesie der Nase und der Rachenhinterwand wird entlang dem Nasen-

boden ein dünner Katheter soweit in die Nase eingeführt, bis
er vom Mund aus an der Rachenhinterwand sichtbar wird. Mit
einer Kornzange oder mit einer langen Pinzette wird das im
Mund sichtbare Ende gefaßt und – nach Herausziehen aus
dem Mund – mit dem aus der Nase heraussehenden Ende
durch festen Knoten über der Oberlippe vereinigt. Bei diesem
Vorgehen wird durch den um das Gaumensegel sich herum-
schlingenden Katheter das Gaumensegel weit nach vorn gezogen, so daß ein breiter Raum zwischen ihm und Rachenhinterwand entsteht. Nötigenfalls kann gleichzeitig durch
beide Nasenseiten je ein Katheter in gleicher Weise eingelegt
und geknüpft werden. Bei verständnisvollem Vorgehen des
Untersuchers (gute Anästhesie, zartes, aber dennoch zielbe-
wußtes Handeln) ist die Belästigung des Patienten unerheb-
lich, die diagnostische Ausbeute gegebenenfalls aber auch für
den weniger Erfahrenen bedeutend.
Für die Untersuchung des Nasenrachenraumes wird ferner dessen Austastung mit dem palpierenden Finger empfohlen. Dies
geschieht mit dem Zeigefinger der rechten Hand. Der Untersucher tritt dabei hinter oder neben die rechte Seite der zu
untersuchenden Person. Mit den Fingerspitzen der linken
Hand (außer Daumen) drückt er die linke Wange des Patienten zwischen die Zahnreihe des geöffneten Mundes. Der vor-
gestreckte, mit einem Gummifingerling geschützte Zeigefinger der rechten Hand wird – mit dem Fingernagel gegen die
Zungenoberfläche gerichtet – in den Mund der zu untersuchenden Person eingeführt. Bei genügender Eindringtiefe wird das
Fingerendglied hinter dem weichen Gaumen gegen den Nasenrachenraum aufgerichtet und in diesen eingeführt. Geschwulstige Bildungen und Vergrößerung der Rachenmandel lassen
sich auf diese Weise feststellen.
Die Betastung des Rachendaches mit dem Finger führt allerdings nur zu grob orientierenden Ergebnissen. Der gefühllose
Fingernagel des palpierenden Fingers hindert daran, feinere
Strukturen wahrzunehmen. Zur Feststellung einer übergroßen
Rachenmandel bei Kleinkindern, die sich postrhinoskopisch
nicht untersuchen lassen, bediene man sich besser der Anterhinoskopie nach Abschwellen der Nasenmuscheln. Meist kann
man dann durch das Nasenlumen die übergroße Rachenman-

del an multiplen Reflexen erkennen, die dadurch zustande kommen, daß bestimmte Flächenanteile der unregelmäßig gestalteten Rachenmandeloberfläche senkrecht zur Blickrichtung des Betrachters stehen. Diese werfen das Licht in das Auge des Beobachters zurück. Bringt man das Kind dazu, „Kuckuck" oder „Knorke" zu sagen, so verändert das sich hebende und an die Rachenmandel anschlagende Gaumensegel die Lage der Rachenmandel, d. h., bei dieser Bewegung kommen andere Teile der Oberfläche senkrecht zur Blickrichtung des Betrachters zu liegen. Dies äußert sich bei der anterhinoskopischen Beobachtung als schnelle Hin- und Herbewegung der multiplen Reflexe auf der Rachenmandeloberfläche. Man spricht von „tanzenden Reflexen". (Gegebenenfalls kann diese Untersuchung durch eine seitliche Röntgenaufnahme ergänzt werden.) Die Palpation des Nasenrachenraumes zur Erkennung einer kindlichen Rachenmandel führt man möglichst nicht im Beisein der Eltern durch, da der Untersuchungsvorgang auf Angehörige meist einen etwas brutalen Eindruck macht. (Man bedenke das Verhältnis Mutter–Kleinkind!)

Zur Diagnose bösartiger Geschwülste bei Erwachsenen bringt die Palpation kaum Entscheidendes. Hier ist es besser, den Nasenrachenraum nach Vorziehen des Gaumensegels (s. oben) dem Auge sichtbar zu machen, um Farbe, Oberflächengestaltung und Ausdehnung einer fraglichen Geschwulst genau festzustellen. Eine Probeentnahme zur feingeweblichen Untersuchung sollte stets nur unter Sicht aus der verdächtigsten Stelle erfolgen.

3.3.　Fehler

Die Postrhinoskopie bietet Schwierigkeiten. Ein gegen die Manipulationen des Untersuchers mißtrauischer Patient, der nicht volle Bereitschaft zur Mitarbeit zeigt, läßt sich nur schwer erfolgreich postrhinoskopieren. Es ist ein schwerwiegender Fehler, wenn der Untersucher durch hastiges und schroffes Vorgehen eine innere Abwehrspannung des Patienten hervorruft. Deshalb bedeuten ruhige Zusprache seitens des Arztes zu Beginn der Untersuchung, Gewöhnung des Patienten an den Untersuchungsgang zunächst durch Betrachten der Mundhöhle und des Mundrachens, gegebenenfalls Spiegeleinführung bei geschlossenen Augen und für den Patienten fühlbares Anlegen des Spiegelstiels an den linken Mundwinkel (um ihn davon abzulenken, wie „tief" der Spiegel in die Mundhöhle eingeführt wird) wertvolle unterstützende Maßnahmen. Aufbäumen der Zunge bei der Spateleinführung und Mundatmung (hochgezogenes Gaumensegel) sind auf diese Art meist vermeidbar. Die Berührung der Rachenhinterwand mit dem Spiegel ist bei nichtanästhesiertem Pharynx stets ein Fehler, der eine Untersuchung mit Sicherheit unmöglich macht.

3.4. Normales Bild

Die hintere Septumkante (Vomerkante) ist meist verhältnismäßig schnell im Spiegelbild einzufangen. Der Spiegel ist so einzurichten (zu drehen!), daß sie senkrecht steht. Ist dies gelungen, so bereitet der Einblick in die beidseits davon sich befindenden Choanen keine Schwierigkeiten. In ihnen sind die hinteren Enden aller drei Muscheln (auch der oberen, im Gegensatz zur Anterhinoskopie) deutlich zu erkennen. Auch ein Teil des oberen Nasenganges, in den Keilbeinhöhle und hintere Siebbeinzellen einmünden, ist zu übersehen. Seitlich stellt sich die Tubenmündung dar. Der in das Auge springende Tubenwulst lenkt die Aufmerksamkeit auf die Einmündungsstelle der Tube. Hinter dem Tubenwulst ist die oft erstaunlich tiefe Rosenmüllersche Grube zu erkennen, auf deren genaue Betrachtung nie verzichtet werden sollte (Sitz von Karzinomen!). Die wenigsten Schwierigkeiten bietet meist die Einstellung des Rachendaches (Flachstellung des Spiegels durch Anheben des Handgriffes!).

3.5. Reihenfolge des Untersuchungsganges

Infolge der Kleinheit des Nasenrachenspiegels sind nicht alle Teile der Höhlenwände gleichzeitig in einem Spiegelbild zu erfassen. Es ist jeweils nur ein kleiner Ausschnitt einstellbar. Deshalb muß das Gesamtbild gedanklich aus vielen kleinen Teilbildern zusammengesetzt werden. Aus diesem Grunde ist es erforderlich, daß der Untersucher planmäßig nacheinander alle Teile der Höhlenwände sich einstellt. Wie oben bereits erwähnt, wird dabei von der leicht einstellbaren hinteren Septumkante ausgegangen. Es folgen Choanen, Rachendach und Tubenmündungen mit Rosenmüllerscher Grube.

Beachtung verdienen die Schleimhaut (normal, hyperämisch, Hyperplasien, trocken), eine evtl. Absonderung (schleimig, eitrig, zäh, Borken), adenoides Gewebe (hypertrophisch, atrophisch), glatte zystische Vorwölbungen, unregelmäßig höckrige geschwulstige Bildungen, die Rosenmüllersche Grube (Neubildungen) und die Tubenmündungen (Adhäsionen, Narben). Untersuchung der Choanen: „Hintere Enden", maulbeerartige Hyperplasien, Hyperplasie der Vomerschleimhaut, Eiter im oberen Nasengang oder an der seitlichen Choanalwand, Polypen und unregelmäßig gestaltete Neubildungen.

3.6. Diagnostische Erwartungen bei ante- und postrhinoskopischen Untersuchungen

Bestimmte Beschwerden und Symptome, die eine rhinoskopische Untersuchung erfordern, werden durch unterschiedliche Erkrankungsmöglichkeiten verursacht. Für den Anfänger ist es zweckmäßig, die zu bestimmten Leitsymptomen gehörenden Erkrankungsmöglichkeiten gedächtnismäßig während des Untersuchungsganges bereitzuhalten. Er ist auf diese Weise in der Lage, planmäßig nach den gegebenen Möglichkeiten zu fahnden und bewußt alle erkrankungsgefährdeten Orte zu betrachten. Voraussetzung für dieses Vorgehen ist das Wissen um eine genaue Übersicht, welche Symptome welchen Krankheitsbildern zuzuordnen sind. Da der Stoff in den Lehrbüchern meist nach anderen Gesichtspunkten geordnet ist (Organsysteme, Krankheiten), gelingt es zu Anfang den sich Einarbeitenden meist nicht, nach einem diagnostischen Ordnungsprinzip vorzugehen. Die folgende Zusammenstellung soll dem Anfänger erleichtern, den aus den Lehrbüchern sich angeeigneten

Stoff in der für diagnostische Zwecke erforderlichen Weise auf-
zubereiten.

Für die Nase und den Nasenrachenraum lassen sich bei Erkrankungen 4 Hauptsymptome unterscheiden: 1. Die behinderte Nasenatmung, 2. wäßriger oder eitriger Ausfluß aus der
Nase, 3. Kopfschmerzen und 4. Blutungen. Die einzelnen
Symptome können allein im Vordergrund stehen oder
unterschiedlich miteinander verknüpft nebeneinander vorkommen.

3.6.1.   Behinderte Nasenatmung
(meist vom Patienten als „Stockschnupfen" geschildert)

Sie kann dreierlei Ursachen haben:

Extranasale Ursachen. Hierzu gehören die Deformitäten der
äußeren Nase (Schmalnasen, Sattelnasen, Zustand nach Zer-
trümmerungsbrüchen, die den Naseneingang einengen, Ansaugen der Nasenflügel, breite Columella, hängende Nasenspitze, narbige Verwachsungen des Naseneinganges nach
durchgemachten Entzündungen usw.).

Intranasale Ursachen. Hierbei unterscheidet man am besten
zwischen Ursachen, die von der Nasenscheidewand oder von
der lateralen Nasenwand ausgehen. Zu den ersteren gehören
Verbiegungen der Nasenscheidewand, Leisten- und Dornenbil-
dungen, die sehr oft auch von Geübten übersehen werden,
wenn sie im hinteren Anteil des Septums liegen (vermeidbar
durch Abschwellen der Nasenmuscheln mit Medicain-Adrena-
lin), zu den letzteren die Rhinitis chronica hyperplastica, die
Rhinitis chronica atrophicans (cum et sine foetore), wenn
eine erhebliche Borkenbildung vorhanden ist und Polypen-
bildungen als Folge allergischer Entzündungen.

Rhinopharyngeale Ursachen. Hierzu gehören die Choanalatre-
sie, die Rachenmandelhyperplasie und das Nasenrachenfibrom
(häufig von starken Blutungen begleitet).

3.6.2. Wäßriger oder eitriger Ausfluß

Er findet sich bei Entzündungen der Nasenschleimhaut oder der Nasennebenhöhlen. Zu den Entzündungen der Nasenschleimhaut gehört die Rhinitis acuta (viraler, bakterieller oder allergischer Ursache). Von den Nebenhöhlenentzündungen ist die Kieferhöhle am häufigsten die Ursache (einseitiger Schnupfen!), seltener die Stirnhöhle. Isolierte Erkrankungen von Siebbein- und Keilbeinhöhlen treten nicht unter der genannten Symptomatologie hervor.

3.6.3. Kopfschmerz

Er gehört zu den Entzündungen der Nasennebenhöhlen (häufig infolge Verschwellung der Ausführungsgänge, dann ohne eitrige Absonderung in die Nase). Desgleichen können bösartige Geschwülste des Nasenrachenraumes lange Zeit den Kopfschmerz als einzige Hinweise ihrer sonst so reichhaltigen Symptomatologie bieten (behinderte Nasenatmung, Blutung, Absonderung aus der Nase, Halslymphknoten, einseitige Mittelohrschwerhörigkeit, Motilitätsstörungen des Auges).

3.6.4. Blutung

Sie wird in der Mehrzahl der Fälle durch Blutungen aus geplatzten Varizen am Locus Kiesselbachii ausgelöst. Darüber hinaus spielen – wenn auch weit seltener – internistische Erkrankungen eine Rolle (Blutungsübel, Hypertonie usw.).

3.6.5. Gemischte Symptomatologie

Eine gemischte Symptomatologie (behinderte Nasenatmung, Absonderung aus der Nase, Blutungen, Kopfschmerzen) ist den bösartigen Geschwülsten eigen. Sowohl die Neubildungen der Nasenhöhle, der Nasennebenhöhlen und des Nasenrachens treten hier in Erscheinung.

Aus dieser kurzen Übersicht ergibt sich:
Die behinderte Nasenatmung erfordert die Untersuchung der äußeren Nase, der Wände der Nasenhöhle (Nasenscheidewand, laterale Nasenwand) und des Nasenrachens. Jede Absonderung aus der Nase verlangt außer einer eingehenden Betrachtung der Nasenhöhle (Muscheln, mittlerer Nasengang, oberer Nasengang) eine Röntgenaufnahme der Nasennebenhöhlen zum Ausschluß von entzündlichen Nebenhöhlenerkrankungen. Kopfschmerzen erfordern von seiten des HNO-Fachgebietes nicht nur eine Nebenhöhlenaufnahme, sondern auch eine genaue Untersuchung des Nasenrachenraumes. Blutungen sollten den Untersucher in erster Linie zur Überprüfung des Loc. Kiesselbachii und, wenn der Sichtbefund keine Klärung bringt, zu einer internistischen Untersuchung veranlassen. Stets denke man bei gemischter Symptomatologie an eine Krebserkrankung, zumal wenn der Erkrankte das 40. Lebensjahr überschritten hat. Man messe aber dabei dem Alter des Erkrankten keine zu große Bedeutung bei. Krebse des Nasenrachenraumes bilden bei Kindern keine allzu große Seltenheit. (Die Notwendigkeit wiederholter Rachenmandelentfernungen sollte stets zu Bedenken Anlaß geben!)
Aus dieser kurzen Zusammenstellung geht eine innige Verknüpfung von Nasenhöhle und Nasenrachenraum hervor. Man mache sich deshalb zur Regel, bei Symptomen von seiten der Nase den Nasenrachenraum mit gleicher Sorgfalt zu untersuchen wie die Nasenhaupthöhle.

4. Die Untersuchung der Mundhöhle und des Mundrachens

4.1. Untersuchungsgegenstand

Die Mundhöhle wird durch den oberen und unteren Zahnbogen
in einen äußeren (Mundvorhof) und inneren Raum (eigentliche
Mundhöhle) unterteilt. Bei geschlossenem Mund stehen diese
Räume beidseits hinter dem letzten Mahlzahn miteinander in
Verbindung. Vom Boden der Mundhöhle erhebt sich die Zunge.
In das Vestibulum oris mündet gegenüber dem 2. oberen
Molaren der Ausführungsgang der Ohrspeicheldrüse. Der Ductus submandibularis von Unterzungen- und Unterkieferdrüse
mündet im cavum oris unter der Zunge auf der Caruncula.
Die obere Wand des Schlundes bildet das Gaumensegel, die
untere die Zungenwurzel, und die beiden seitlichen Wände
bilden die Gaumenmandeln mit den Gaumenbögen. Letztere
schließen als vorderer und hinterer Gaumenbogen die Mandeln
zwischen sich ein und vereinigen sich kranialwärts an der Uvula.
Die Rachenhinterwand besteht aus glatter, der Fascia prae-
vertebralis aufliegender Schleimhaut.

4.2. Untersuchungsanordnung

Allgemeine Untersuchungsanordnung siehe 1.2. Für die Untersuchung ist ein Mundspatel erforderlich, am besten ein gefensterter nach BRÜNINGS (Abb. 8 a). Es eignet sich aber auch
jeder andere Spatel. Er gehört in die linke Hand des Untersuchers und dient zum Entfalten enger Bezirke und zum Weg-
drücken der Zunge. Im einzelnen wird dabei zweckmäßiger-
weise folgendermaßen vorgegangen:
Untersuchungstechnik: Zunächst wird das Vestibulum
oris bei leicht geöffnetem Mund mit dem Spatel entfaltet.
Bei weit geöffnetem Mund und angehobener Zungenspitze
erfolgt anschließend die Entfaltung des Raumes über dem
Mundboden unter der Zunge. Besonders ist darauf zu achten,

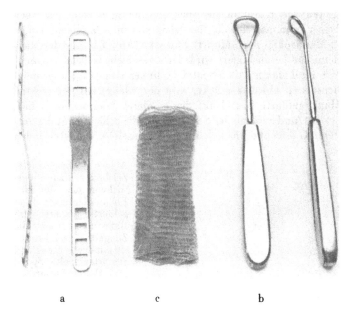

a   c   b

Abb. 8. Mundspatelformen:

a. gefensterter Spatel nach BRÜNINGS
b. Spatel nach MORITZ-SCHMITT
c. Zungenläppchen zum Halten der Zunge bei Untersuchung des Kehlkopfes und des Zungengrundes (durch Zusammenfaltung eines ungefähr 8×15 cm großen Mulläppchens hergestellt).

daß nach dorsal die Schleimhauttasche zwischen Unterkiefer und Zungenwurzel vollständig aufgefaltet wird. Danach wird nach Auflegen des Spatels auf die vorderen $^2/_3$ der Zunge der Zungenkörper soweit als möglich nach abwärts gedrängt, so daß die Mandel bis zu ihrem Unterpol sichtbar wird. Dabei spannt sich der vordere Gaumenbogen an. Durch Phonieren des Lautes „a" ist die Innervation des Gaumensegels prüfbar.

Zur Betrachtung der Mandel ist es zweckmäßig, den Kopf leicht seitlich zu drehen (mit der aufgelegten rechten Hand des Untersuchers!), um die Oberfläche der Mandel, die sagittal gestellt ist, besser in die Blickrichtung zu bekommen. Noch besser kann man sich die Mandel darstellen, wenn sie mit einem 2. Mundspatel nach MORITZ-SCHMITT (Abb. 8 b) aus der Mandelnische herausluxiert wird. Dies geschieht folgendermaßen: Während man mit dem Spatel der linken Hand die Zunge möglichst weit abwärts drückt, wird der zweite, mit der rechten Hand geführte Spatel auf den vorderen Gaumenbogen aufgesetzt. und zwar an der Stelle, an der die Schleimhaut des vorderen Gaumenbogens sich auf die Innenseite des aufsteigenden

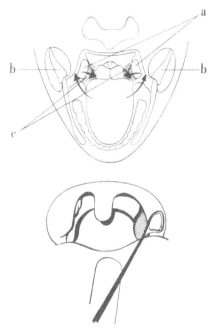

Abb. 9. Schematisierte Zeichnungen zur Untersuchung der Mandeln: Ein mit der linken Hand geführter Spatel (n. BRÜNINGS) drückt die Zunge tief nach kaudal, ein mit der rechten Hand geführter zweiter Spatel (n. MORITZ-SCHMITT) wird in Höhe der Mandel auf den vorderen Gaumenbogen aufgesetzt (vgl. untere Skizze). Unter sanftem Druck wird versucht, in den Raum zwischen aufsteigendem Unterkieferast und Tonsille einzudringen. Dieser Vorgang wird in der oberen Skizze (Horizontalschnitt durch die Mundhöhle in Höhe der Gaumenmandeln) durch große Pfeile dargestellt. Die zu untersuchende Mandel (a) wird dabei nach median gedrängt (in der oberen Skizze durch kleine Pfeile angedeutet) und kommt in die Gegend des schraffierten Feldes (c) zu liegen. Infolge Drehung stellt sich dabei die normalerweise sagittal stehende Mandeloberfläche quer zur Blickrichtung. Je nachdem ob es gelingt, die Mandel leicht und genügend weit aus ihrer Nische herauszuluxieren oder nicht, spricht man von guter oder schlechter Luxierbarkeit.

a. Lage der Mandel vor der Luxation. *b.* Aufsteigender Unterkieferast. *c.* Lage der Mandel nach der Luxierung.

Unterkieferastes umschlägt (Abb. 9). Unter vorsichtigem Druck wird versucht, mit dem Spatelende zwischen Unterkiefer und Mandel in die Tiefe einzudringen. Auf diese Weise wird die Mandel aus ihrer Nische herausbewegt und in die Blickrichtung des Untersuchers gedreht. Eine mit dem nötigen Einfühlungsvermögen seitens des Arztes vorgenommene Untersuchung ist dem Patienten zumutbar und stellt keine besondere Belastung dar. Allerdings vermeide man rücksichtsloses Vorgehen bei dem Spateldruck auf die Mandel.

Merke: Aufgeregte Patienten sind zuweilen nicht in der Lage, die Zunge vollständig erschlaffen zu lassen. Der muskelstarke Zungenkörper bäumt sich gegen den Spateldruck auf und behindert die Übersicht. Gutes Zureden und vorsichtiges Vorgehen sind zumeist in der Lage, diese Schwierigkeit zu überwinden. Eine Oberflächenanästhesie ist wohl nur in Ausnahmefällen erforderlich.

Schwierigkeiten entstehen bei Kindern, die den Mund nicht öffnen wollen. Ruhiges Zureden und geduldiges Abwarten führen hierbei nur manchmal zum Ziel. Genügt es nicht, so erweist es sich als nützlich, wenn die haltende Schwester vorsichtig dem Kind die Nase zuhält. Die Kinder öffnen dann einen kleinen Mundspalt, dessen Weite genügt, den Mundspatel bis zur Rachenhinterwand einzuführen. Der hierdurch ausgelöste Würgereflex läßt das Kind den Mund weit öffnen, so daß der Untersucher jetzt die erforderliche Übersicht hat. In hartnäckigen Fällen – es handelt sich meist um Kinder mit „Untersuchungserfahrung" – werden bei zugehaltener Nase nur die Lippen geöffnet, während die Zähne fest geschlossen bleiben. Der Untersucher kann sich dann damit helfen, daß er eine dünne Sonde hinter der Zahnreihe zur Rachenhinterwand führt und den Würgereflex auslöst. Schnelles Einführen des Spatels bis zur Rachenhinterwand und Herabdrücken der Zunge bringen nun ebenfalls die gewünschte Einsicht. Dieses Vorgehen sollte aber nur in Ausnahmefällen angewendet werden.

4.3.   Fehler

Ein grober Fehler ist bei normaler Untersuchung das zu weite Einführen des Mundspatels über die vorderen $^2/_3$ der Zunge hinaus. Jede Berührung des Zungengrundes oder gar der Rachenhinterwand macht die Untersuchung unmöglich. Die gelegentlich festgestellte übermäßig starke „Reflexabwehr" bei der Untersuchung des Mundes und des Mundrachens ist sicher häufig auf derartige Fehler zurückzuführen.

4.4.   Normales Bild

Der Einblick bietet klare Übersicht. Im Bereich der Gaumenmandeln sind anatomische Varianten zu beachten und müssen besonders besprochen werden, da Unkenntnis auf diesem Gebiet zu seltsamen Vorstellungen von „normal" und „krank" führt. Folgende in der allgemeinen Praxis häufig verwendete Begriffe bedürfen einer Erklärung:

Größe: Normal hat die Gaumenmandel die Größe einer Backmandel. Sie kann den vorderen Gaumenbogen weit nach medial überragen, also weit in den Hohlraum des Rachens vorspringen oder aber auch hinter ihm verborgen – also beim üblichen Hineinschauen in den Mund – nicht sichtbar sein. Im ersten Fall kann die Mandel nur verhältnismäßig oberflächlich mit der Schleimhaut der seitlichen Rachenwand verbunden sein, d. h., fast das gesamte Organ ragt in die Mundhöhle hinein (häufig bei Kindern), während im 2. Fall die Mandel tief in eine Nische der seitlichen Rachenwand eingelassen ist, so daß sie eben beim üblichen Blick in den Mund nicht sichtbar wird. Es ist deshalb falsch, die Größe einer Mandel nur nach dem den vorderen Gaumenbogen überragenden Anteil beurteilen zu wollen. Eine gut sichtbare und eine nicht sichtbare Mandel können gleiche Größe haben. Deshalb darf die endgültige Größe einer Mandel nur nach Herausluxieren aus ihrer Nische mit Hilfe eines 2. Spatels (s. 4.2.) abgeschätzt werden.

Bei Kindern ist der Rachen insgesamt je nach Lebensalter noch verhältnismäßig klein. Oberflächlich an der seitlichen Rachenwand sitzende normal große Mandeln machen in diesem noch kleinen Rachen einen verhältnismäßig „großen" Eindruck. Man hüte sich aus diesem Mißverhältnis „Kleiner Rachen – Gut sichtbare Mandeln" voreilig Schlüsse auf übergroße Mandeln abzuleiten.

Farbe: Die Farbe der Mandeln ist die normale (rote!) Schleimhautfarbe. Es ist schwer, einen Unterschied im Sinne von „gerötet" festzustellen. Nur auffallende Unterschiede (flammende Röte) sind verwertbar. Häufig hat der vordere Gaumenbogen eine von der normalen Schleimhautfarbe abweichende lividrote Färbung.

Oberflächengestaltung: Die Oberfläche einer normalen Mandel ist glatt. Auf ihr sind die halbmondförmigen Mündungen der Krypten (in die Mandel eindringende Plattenepithelschläuche) sichtbar. Eine ungefähr in der Mitte der Mandel verlaufende Querschnürfurche kennzeichnet die Stelle der entwicklungsgeschichtlichen Vereinigung von kaudaler und kranialer Anlage und hat keine pathologische Bedeutung. Wenn mit zunehmendem Alter das lymphatische Gewebe atrophiert, werden die Kryptenmündungen weit und trichterförmig. Dies ist ein natürlicher Vorgang. Dem nichtssagenden, aber verbreiteten Ausdruck „zerklüftete Tonsillen" können derartige physiologische Vorgänge zugrunde liegen. Pathologische Bedeutung haben nur unregelmäßig gestaltete narbige Einziehungen.

Konsistenz (Festigkeit): Die normale Mandel ist von weicher Konsistenz (Prüfung mit dem 2. Spatel, 4.2.). Ausgesprochen derbe Konsistenz spricht dafür, daß das Organ von Narben durchsetzt ist (als Folge von abgelaufenen entzündlichen Schüben).

Luxierbarkeit: Darunter versteht man, ob bei Druck auf den vorderen Gaumenbogen mit dem 2. Spatel (4.2.) die Mandel leicht oder nur unvollständig aus ihrer Nische herausgehoben werden kann. Eingeschränkte oder unmögliche Luxierbarkeit sprechen dafür, daß die Mandel in der Tiefe ihrer Nische (als Folge stattgehabter wiederholter Entzündungen) narbig mit ihrer Umgebung verwachsen ist.

Exprimat: Damit bezeichnet man den Ausfluß flüssigen Eiters aus den Kryptenmündungen bei Spateldruck auf den vorderen Gaumenbogen. Dieses Zeichen hat stets pathologische Bedeutung. Mandelpfröpfe (gelbliche, speckig glänzende Massen, die sich auf Spateldruck aus den Krypten entleeren) bestehen aus abgeschilferten Epithelien, Leukozyten und Detritus. Sie müssen keine pathologische Bedeutung haben und finden sich häufig bei älteren Menschen mit völlig atrophischen Tonsillen.

Halslymphknoten: Tastbare Lymphknoten am Hals hinter dem Kieferwinkel (druckschmerzhaft oder indolent) weisen immer auf chronische entzündliche Veränderungen in den Mandeln hin (vgl. 7.).

Aus dem Gesagten geht hervor: Pathologische Veränderungen an den Gaumenmandeln lassen sich nie bei bloßer Betrachtung (Größe, Farbe, Oberflächenform) mit hinreichender Sicherheit feststellen. Nur die Betastung mit einem 2. Spatel liefert entsprechende Hinweise (Konsistenz, Luxierbarkeit und Exprimat).

Von den übrigen Teilen der Mundhöhle haben nur anatomische Varianten der Zunge eine gewisse Bedeutung. Stark ausgebildete Papillen, insbesondere die Papillae vallatae im hinteren und die Papillae foliatae im seitlichen Teil der Zunge, werden von sich selbst untersuchenden Patienten entdeckt und zu krankhaften Bildungen erklärt.

4.5. Reihenfolge des Untersuchungsganges

Um bei den vielfältigen anatomischen Varianten und verwikkelten pathologischen Veränderungen nichts zu übersehen, ist für den Anfänger eine bestimmte Reihenfolge des Untersuchungsganges zweckmäßig.

Er umfaßt die Betrachtung des vestibulum oris (Mündung des Ausführungsganges der Ohrspeicheldrüse. Vorwölbung der fazialen Kieferhöhlenwand, Zahnsystem),

die Betrachtung der Zunge und des Unterzungengebietes (Beweglichkeit der Zunge beim Herausstrecken, Oberflächengestaltung, Ulzerationen, Infiltrate, Carunculae usw.), die Betrachtung des harten und weichen Gaumens (Beweglichkeit),

die Betrachtung des Zungengrundes mit dem Kehlkopfspiegel (vgl. 5.2.),

die Untersuchung der Gaumenmandeln nach den in Abschnitt 4.4. angegebenen Gesichtspunkten. Es ist dabei zweckmäßig, diese Untersuchung erst nach der Betrachtung des Zungengrundes im Kehlkopfspiegel vorzunehmen, da der Druck auf die Mandeln empfindliche Patienten derart beeindruckt, daß ihre Mitarbeit bei der Zungengrunduntersuchung mit dem Kehlkopfspiegel nach vorangegangener Mandeluntersuchung nicht mehr vorhanden ist, und

die Abtastung des Halses nach evtl. vergrößerten, druckschmerzhaften Halslymphknoten.

5. Die Untersuchung des Kehlkopfes und des Kehlkopfrachens

5.1. Untersuchungsgegenstand

Der Kehlkopf ist ein röhrenförmiges Hohlorgan mit einer Längenausdehnung von durchschnittlich 7 cm, einer Breite von rund 4 cm und einer Tiefe von 3 cm. Diese Maße gelten für den Mann. Bei der Frau sind Länge und Tiefe rund ein Viertel geringer, die größte Breite aber nur ein Achtel. Die Innenwand dieses Hohlorganes ist reich gegliedert (Abb. 10). Über dem

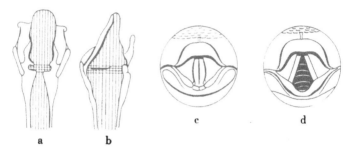

a   b   c   d

Abb. 10. Schematische Zeichnungen zu anatomischen Größen des Kehlkopfes. Die wahre Größenausdehnung (Höhe, Breite und Tiefe) kommt bei Betrachtung des Organes in kranio-kaudaler Richtung nicht zum Ausdruck. Die Skizzen a (Frontalschnitt) und b (Medianschnitt) vermitteln einen Eindruck von der Längsausdehnung des Organes, die Skizzen c (Larynxinneres bei der Phonation, Larynx phonans) und d (Larynx respirans) zeigen, daß bei Betrachtung von oben (in der Richtung des Untersuchers) die Längsausdehnung nicht zur Geltung kommt. Übereinanderliegende Gebilde (Stimmbänder, Taschenbänder und Kehldeckel) werden im Bild nebeneinander wiedergegeben. Demgegenüber entsprechen Breite und Tiefe des Organs den natürlichen Größen.

Zugang zum Kehlkopf erhebt sich der Kehldeckel. Unter ihm liegen die beiden Taschenbänder, deren Schleimhaut sich nach vorn auf die Kehldeckelinnenseite umschlägt. Unter den Taschenbändern befinden sich die Stimmbänder. Sie springen sowohl bei der Phonation als auch bei der Respiration am

weitesten in den Kehlkopfinnenraum vor. Demzufolge befindet sich die engste Stelle des Rohres in Höhe der Stimmbänder. Zwischen Stimmband und Taschenband liegt der Eingang zum Morgagnischen Ventrikel. Betrachtet man das Organ von oben (Abb. 10 c), so ·kommen unter- bzw. übereinanderliegende Strukturen bildlich nebeneinander zu liegen. Im Zentrum befinden sich die Stimmbänder, lateral von diesen die Taschenbänder. Die Vereinigung der Stimmbänder am Vorderrand des Kehlkopflumens nennt man die vordere Kommissur, den zwischen den Stimmbändern befindlichen Anteil des hinteren Kehlkopfumfanges die Interarygegend. Am hinteren Ende des Stimmbandes sind kleine kugelige Vorwölbungen zu erkennen, die sog. Arygegend (Konturierung durch Cartilago corniculata, Santorini). Lateral von den Santorinischen Höckern sind zuweilen kleinere Höckerchen zu erkennen, die sog. Wrisbergschen Höcker. Von der Arygegend zum Kehldeckel zieht eine ·nach lateral sich verjüngende Schleimhautduplikatur, die aryepiglottische Falte. Seitlich und dorsal von ihr werden die Sinus piriformes sichtbar. Der vordere Anteil des Kehlkopfeinganges wird vom Kehldeckel umsäumt. Vor diesem befinden sich die Valleculae, die durch zum Zungengrund ziehende Schleimhautduplikaturen (Plica glossepiglottica mediana et lateralis) gegeneinander abgegrenzt werden, und der Zungengrund.
Nicht oder nur ungenügend sichtbar werden bei dem Einblick von kranial der unter den Stimmbändern gelegene Anteil des Kehlkopfes (subglottischer Raum) und die laryngeale (dorsale) Kehldeckelseite. Der subglottische Raum liegt unter den weit nach medial vorspringenden Stimmbändern verborgen (vgl. Abb. 10 a, b, c), die laryngeale Kehldeckelseite steht parallel zur Betrachtungsrichtung. Diese „tangentiale" Betrachtungsweise läßt die Kehldeckelinnenfläche nur ungenügend in starker perspektivischer Verkürzung erkennen.

5.2.   Untersuchungsanordnung

Allgemeine Untersuchungsanordnung s. 1.2. Für die Untersuchung des Kehlkopfes ist besonders peinlich auf die Sitzhaltung des Patienten zu achten (Abb. 2 d). Es ist zweckmäßig, die Vorwärtsbeugung des Körpers in der Hüfte und die Rückbeugung des Kopfes in den Nacken ein wenig zu übertreiben, also so intensiv wie möglich auszuführen. Der Einblick in das Kehlkopfinnere gelingt um so leichter, je genauer die Grundregeln zur Sitzhaltung des Patienten eingehalten werden. Durch die Beugung in der Hüfte nähert sich das Gesicht des Patienten dem Arzt. Ein geringer Abstand zwischen beiden (etwa 15 cm) garantiert ein hell ausgeleuchtetes Blickfeld.

An Instrumenten wird ein sog. Kehlkopfspiegel benötigt. Er ist ein runder, unter einem Neigungswinkel von etwa 120° an einem dünnen Metallstiel angesetzter Spiegel (s. Abb. 6). Sein Durchmesser hat verschiedene Größen zwischen 1 und 2 cm. Der dünne Metallstiel wird in einen besonderen Handgriff eingeschraubt. Der Spiegel ist in gleicher Weise wie der Nasenrachenspiegel (vgl. 3.2.) vor der Untersuchung zu erwärmen, um ein Beschlagen in der warmen feuchten Ausatmungsluft zu verhüten: Erwärmen mit der Spiegelseite in einer Spiritusflamme (oder elektrischer Spiegelanwärmer) und Prüfung der richtigen Untersuchungstemperatur durch Auflegen der Metallseite auf den Handrücken der linken Hand des Untersuchers. Man nehme stets einen möglichst großen Spiegel. Er gewährt nicht nur den besten Überblick, sondern garantiert auch eine helle Ausleuchtung des Untersuchungsfeldes. Ein großer Spiegel erschwert nicht – wie der Anfänger zuweilen meint – den Untersuchungsgang.

Zum Halten der Zunge dienen besondere Zungenläppchen, die durch Zusammenfalten von Mulläppchen 8 × 15 cm gewonnen werden (Abb. 8c).

Untersuchungstechnik: Zunächst streckt der Patient die Zunge bei weit geöffnetem Mund heraus. Der Arzt schlingt um den herausgestreckten Teil der Zunge ein Zungenläppchen (Abb. 8c). Mit seiner linken Hand fixiert er die herausgestreckte Zunge zwischen 3. Finger (unter der Zunge) und Daumen (auf dem Zungenrücken). Der Zeigefinger hebt die Oberlippe leicht an (Abb. 11). Der Patient wird aufgefordert, ruhig zu atmen. Das Licht muß sorgfältig auf die Gegend der Uvula gerichtet werden (etwa 15 cm Abstand zwischen Arzt und

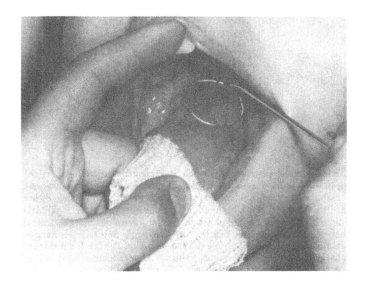

Abb. 11. Allgemeine Untersuchungslage zur Spiegelung des Kehlkopfes. Linke Hand: Nachdem ein Zungenläppchen (vgl. Abb. 8c) um die herausgestreckte Zunge geschlungen ist, wird diese zwischen 3. Finger (unter der Zunge liegend) und Daumen (auf dem Zungenrücken liegend) festgehalten, wobei mit dem Daumen der herausgestreckte Zungenanteil über den 3. Finger „gerollt" wird. Der Zeigefinger hebt die Oberlippe etwas an (ehemals zur Anhebung des Schnurrbartes gedacht, der z. Z. der Entwicklung dieser Methode in Mode stand). Rechte Hand: Hält den Griff des Spiegels nach Art eines Federhalters. Der Stiel liegt im linken Mundwinkel des Patienten, der Spiegel selbst an der Wurzel des Zäpfchens.

Patient, Auge des Arztes in Höhe des Mundes des Patienten). Der angewärmte Kehlkopfspiegel (Schreibfederhaltung) wird mit der rechten Hand parallel zur Zungenoberfläche mit der Spiegelseite nach unten bei gesenktem Handgriff ohne Berührung der Weichteile in den Mund bis zur Tiefe der Uvula eingeführt. Durch Heben des Handgriffes richtet sich der Spiegel auf, wobei seine metallene Rückseite an die Wurzel des Zäpfchens angelegt wird. Dabei erscheinen im Spiegelbild gewöhnlich die linguale Kehldeckelseite, ein Teil des Zungengrundes und des hinteren Kehlkopfumfanges (Arygegend, Interary-

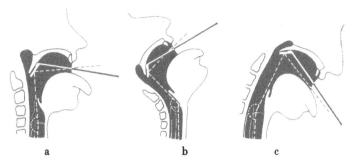

| a | b | c |

Skizzen zu verschiedenen möglichen Spiegellagen. Die beste Übersicht ergibt sich, wenn der an der Uvula anliegende Spiegel möglichst weit dorsal hinter dem Kehlkopfeingang steht (b). Befindet sich dieser darüber (a), so ist der Überblick infolge der überstehenden Epiglottis eingeschränkt. Kein Einblick ist zu erzielen, wenn der Spiegel ventral über dem Kehlkopf liegt (c). Die verschiedenen Spiegellagen hängen von der Untersuchungshaltung des Patienten ab. Die für den Anfänger günstigste Haltung (b) entsteht, wenn der Untersuchte so sitzt, wie in Abschn. 1.2. angegeben und in Abb. 2d dargestellt ist.

gegend). Durch Anheben des Spiegels mitsamt der ihm anliegenden Uvula in dorso-kranialer Richtung (ohne Berührung der Rachenhinterwand!) stellt sich der Überblick über die gesamte Stimmbandausdehnung bis zur vorderen Kommissur ein. Der Stiel des Spiegels liegt dabei im linken Mundwinkel des Patienten. Kleine korrigierende Bewegungen sind zur Schaffung des jeweils besten Überblicks erforderlich. Die verschiedenen Bewegungen zur richtigen Einstellung des Kehlkopfinneren sind durch Übung leicht und sicher zu erlernen.
Um die Beweglichkeit des Kehlkopfinneren zu überprüfen, ist es zweckmäßig, sowohl bei Phonations- als auch bei Respirationsstellung zu untersuchen. Deshalb läßt man den Patienten ein langgedehntes „Hi" sagen und zwischendurch tief ein- und ausatmen. Bei der Phonation liegen die Stimmlippen eng aneinander (Larynx phonans, Abb. 10), bei der Atmung treten sie auseinander (Larynx respirans, Abb. 10). Durch wechselweises Phonieren und Atmenlassen gelingt es dem Untersucher, sich ein klares Bild über die Bewegungsabläufe im Inneren des Kehlkopfes zu verschaffen. Darüber hinaus wird der Patient durch diese Beschäftigung vom Untersuchungs-

gang abgelenkt, und evtl. auftretende unangenehme Empfindungen kommen ihm nicht so deutlich zu Bewußtsein.

Merke: Die Untersuchung mit dem Kehlkopfspiegel ist für den Anfänger mit gewissen Schwierigkeiten verbunden. Diese lassen sich mit Sicherheit durch Übung beseitigen. Die psychische Bereitschaft und Entschlossenheit eines Anfängers, in der täglichen Praxis zu üben, sind daher d i e entscheidende Voraussetzung für den erfolgreichen Erwerb dieser einfachen und diagnostisch so ergiebigen Methode. Wer nach den ersten mißglückten Versuchen an einem würgenden Patienten es aufgibt, je wieder in der Praxis dieses Verfahren anzuwenden, beraubt sich selbst des besten Werkzeuges zur Diagnostik von Erkrankungen der oberen Luft- und Speisewege.

Nur selten macht ein abnorm stark ausgebildeter Würgereflex diese einfache Untersuchung unmöglich. Eine gut ausgeführte Schleimhautanästhesie führt aber in diesen seltenen Fällen stets zum Erfolg. Darüber hinaus gibt es psychisch Überempfindliche mit Angstvorstellungen, die jeden Handgriff des Untersuchers argwöhnisch und mißtrauisch beobachten und durch gewaltsames Zurückziehen der Zunge während der Untersuchung oder Abwehrbewegungen mit dem Kopf dem Untersucher Schwierigkeiten machen. Manche Patienten, die an sich willig und ohne innere Widerstände die Untersuchung über sich ergehen lassen, haben die Angewohnheit, beim „Hi"-Sagen den Mund zu schließen, wodurch natürlich ebenfalls der Einblick verwehrt wird. Gutes Zureden und überlegene Untersuchungsführung seitens des Arztes lassen aber meist diese kleinen Schwierigkeiten überwinden. Im großen und ganzen sind derartige Erscheinungen im täglichen Krankengut selten. Wenn der Anfänger demgegenüber glaubt, „psychisch Überempfindliche" stellen den Hauptanteil seines Kehlkopfkrankengutes dar, so liegt dies meist nur an der mangelnden eigenen Übung. Mit zunehmender Erfahrung schwinden dann sehr rasch die Überempfindlichen und Abwegigen aus dem Untersuchungsgut.

5.3. Fehler

Verschiedene Fehlermöglichkeiten können die Untersuchung erschweren oder ihre Ergebnisse gefährden. Zu großer Zwischenraum zwischen Untersucher und Patient bringt nur ungenügendes Licht in die Tiefe des Kehlkopfes und läßt Einzelheiten in der Dunkelheit nicht erkennen (bester Untersuchungsabstand 15 cm). Liegt der Spiegel an der Wurzel der Uvula, so wird er entweder nicht genügend nach hinten oben angehoben, oder er wird zu weit nach dorsal geführt. Im ersten Fall sind die Stimmbänder nur ungenügend einzusehen, keinesfalls erscheint die vordere Kommissur im Bild, im 2. Fall bricht der durch die Berührung der hinteren Rachenwand hervorgerufene Würgereflex den Untersuchungsgang sofort ab. Falsch ist es ferner, wenn ein Patient beim Fassen der Zunge diese zurückziehen will und der Arzt mit grober Gewalt ihn darin zu hindern versucht. Die Zunge des Patienten bäumt sich bei diesem Vorgang auf und hindert den Einblick. Ruhiges Wiederholen mißglückter Versuche, bis der Patient sich auf das Herausstrecken der Zunge während des Untersuchungsganges zu konzentrieren gelernt hat, führt bei einiger Geduld sicher zum Ziel. Schwierigkeiten bietet zuweilen auch eine dicke und lange Uvula, die aber durch entsprechende, zu probierende kleine Veränderungen der Spiegelstellung zu umgehen sind. Ein langer überhängender, ein eingerollter oder omegaförmig gebogener Kehldeckel können ebenfalls die Untersuchung erschweren, insbesondere aber den Einblick auf die vordere Kommissur unmöglich machen. In solchen Fällen kann ein lautes und forsches „Hi" den Kehldeckel so weit aufrichten, daß der Einblick frei wird. In derartigen Fällen ist auf eine gute Untersuchungshaltung seitens des Patienten zu achten (vgl. 1.2. und 5.2., starke Vorbeugung des gestreckten Oberkörpers in der Hüfte und Rückbeugung des Kopfes in den Nacken so weit als möglich, Abb. 2). Untersuchungen am liegenden Patienten führen wegen der ungenügenden Untersuchungshaltung meist nicht zum Ziel und sind – wenn irgend möglich – im Sitzen durchzuführen.

5.4.   Normales Bild

Im Kehlkopfspiegel entsteht ein senkrecht aufgestelltes Bild
vom Kehlkopfinneren: Die ventralen Kehlkopfanteile (Kehldeckel, vordere Kommissur) liegen im oberen Teil des Spiegels,
die dorsalen unten. Die Seiten sind nicht vertauscht, d. h., die
rechte Spiegelbildseite (vom Patienten aus gesehen) und rechte
Kehlkopfseite des Patienten sind identisch (Abb. 10). Spiegelbild und Patient bleiben seitengleich.

Der enge Einblick gestattet nur eine einäugige Betrachtung.
Deshalb kann das Kehlkopfinnere nicht räumlich gesehen
werden. Übereinanderliegende Gebilde erscheinen im Spiegelbild nebeneinander, die Innenflächen des Kehlkopfrohres werden perspektivisch stark verkürzt gesehen (vgl. 5.1.). Zwischen
freiem Kehldeckelrand und Stimmbandebene liegt ein Höhen-
unterschied von durchschnittlich 3 bis 4 cm. Am auffälligsten
erscheinen zunächst die Stimmbänder mit ihrer porzellan-
weißen Farbe. Seitlich benachbart (räumlich darüber) befinden sich die Taschenbänder (rote Schleimhautfarbe). Zwischen
beiden ist zuweilen der Eingang zum Morgagnischen Ventrikel
zu erkennen. Eingerahmt wird dieses Gebiet vorn (im Spiegelbild oben) vom Kehldeckel und hinten (im Spiegelbild unten)
von den seitlichen aryepiglottischen Falten, der Arygegend
und der Interarygegend. Vor dem Kehldeckel erscheinen
Zungengrund und Valleculae, hinter der hinteren Begrenzung
des Kehlkopfinneren der Eingang zum Hypopharynx mit den
beiden, seitlich von den aryepiglottischen Falten gelagerten
Sinus piriformes. Bei der Inspiration wird durch den kleinen
dreieckigen Spalt der sich öffnenden Stimmritze ein kleiner
Ausschnitt der Vorderwand des subglottischen Raumes und
der Luftröhre sichtbar. Bei zusammentretenden Stimmbändern
während der Phonation ist dieser Einblick nicht möglich.

5.5.   Reihenfolge des Untersuchungsganges

Bei dem reich gegliederten Spiegelbild des Kehlkopfinneren ist
es sinnvoll, wenn der Anfänger sich zu einer bestimmten Reihenfolge der Betrachtung erzieht und sich damit zwingt, jede

einzelne Struktur mit einem bewußten Blick zu würdigen. Die Einzeluntersuchung ist zeitlich begrenzt, da die aufmerksame Mitarbeit des Patienten rasch nachläßt. Deshalb sind wiederholte, zwischen kleinen Pausen aufeinanderfolgende Spiegeleinführungen und Untersuchungen erforderlich, um sich ein geschlossenes Bild machen zu können.

Folgende Reihenfolge dürfte zweckmäßig sein:

Einstellung der Stimmritzenebene bis zur vorderen Kommissur (beachte gute Untersuchungshaltung, s. 1.2., Abb. 2). Betrachtung von Stimm- und Taschenbändern.
Betrachtung des Kehlkopfeinganges und unmittelbar benachbarter Gegenden: Kehldeckel mit Valleculae und Zungengrund. Aryepiglottische Falten, Arygegend und Interarygegend mit Sinus piriformis.
Gesonderte Prüfung der Stimmbandbeweglichkeit bei Phonation („Hi") und tiefer Ein- und Ausatmung. Verhalten der Arygegend während der Bewegung.
Bewußte Prüfung derjenigen Anteile des Kehlkopfinneren, die auf Grund ihrer anatomischen Lage schlecht einsehbar sind: Laryngeale Kehldeckelseite und subglottischer Raum. Kleine, eben sichtbare unregelmäßige Bildungen in diesen Gebieten können großen, auf Grund der besonderen anatomischen Lage nicht sichtbaren Geschwülsten angehören. Zur Prüfung des subglottischen Raumes führe man einen gesonderten Untersuchungsgang bei tiefer Atmung durch.

Um sich zu bewußtem Sehen zu erziehen, kann das Niederlegen eines Befundes in Form einer primitiven Skizze außerordentlich zweckdienlich sein. Kurzes Skizzieren von Gesehenem zwingt zu genauem Betrachten. Wie wirksam dieses Vorgehen ist, weiß jeder, der schon einmal versucht hat, Kehlkopfbefunde zu zeichnen. Meist ist hierbei auch der Erfahrene gezwungen, seine Untersuchung mehrfach zu wiederholen, da ihm der Entwurf der Skizze die Lückenhaftigkeit seiner Beobachtungen zu Bewußtsein bringt. Darüber hinaus bietet auch die einfachste Skizze – auf der Behandlungskarte angebracht – die beste Möglichkeit, sich ändernde Befunde (etwa krebsverdächtige Bildungen, deren Nachweis erst im Verlaufe einer gewissen Beobachtungszeit möglich ist) zuverlässig festzuhalten. Die Erinnerung an einen vor Wochen gesehenen Spiegelbefund frischt sich schneller und deutlicher an Hand eines optischen Bildeindruckes als auf Grund einer Beschreibung wieder auf. Am besten dokumentiert man für die Praxis sowohl mit der Skizze als auch durch Befundbeschreibung.

5.6. Diagnostische Erwartungen bei der Untersuchung des Rachens und des Kehlkopfes

Rachen und Kehlkopf gewährleisten an der Kreuzungsstelle von Luft- und Speiseweg die freie Atmung und den reibungslosen Ablauf des Schluckaktes. Störungen in diesem Bereich rufen eine ganz bestimmte Symptomatologie hervor, die kennzeichnend für das erkrankte Organ ist.

5.6.1. Rachen

Der Rachen dient dem Schluckakt. Erkrankungen in seinem Bereich äußern sich demzufolge als Störungen im Ablauf des Schluckvorganges. Der Schluckakt kann auf verschiedene Weise beeinträchtigt sein: 1. durch Schluckschmerzen, 2. durch Fehlschlucken (in die Nase oder in die Luftröhre) und 3. durch Passagehindernisse, worunter Einengungen des Schluckrohres zu verstehen sind, die die geschluckten Speisen nur langsam und mühevoll oder überhaupt nicht in den Magen gelangen lassen. Eines dieser Hauptsymptome kann stark im Vordergrund des Krankheitsbildes stehen, es können aber auch in wechselnder Stärke alle nebeneinander vorkommen.

5.6.1.1. Schluckschmerz

Ihm liegen verschiedene Erkrankungen, meist entzündlicher Art, zugrunde. In erster Linie sind die Gaumenmandeln die Ursache. Bei starker Beeinträchtigung des Allgemeinzustandes findet sich die Angina lacunaris oder die Diphtherie, deren Lokalbefund in neuerer Zeit (infolge der Impfprophylaxe) zunehmend uncharakteristischer wird. Monozyten-Angina, Angina agranulocytotica und leukämische Infiltrate sind aus dem Blutbild zu erkennen (das anzufertigen bei unklaren entzündlichen Erkrankungen der Mandeln nie vergessen werden sollte!). Große Schluckschmerzen bei schlechtem Allgemeinbefinden verursacht ferner der Paratonsillarabszeß, der ein- oder beidseitig auftreten kann. Mäßige Schluckschmerzen mit wenig beeinträchtigtem Allgemeinbefinden findet man bei der Angina Plaut-Vincenti, bei luetischen Erkrankungen der Tonsillen und des Rachens (Lues II: Angina syphilitica, Plaques muqueuses und Lues III: Gummaknoten) und bei den verschiedenen Formen des Rachenkatarrhs (akut, chronisch). Schluckschmerzen mit unterschiedlicher Beeinträchtigung des Allgemeinbefindens entstehen ferner infolge entzündlicher Veränderungen am Kehldeckel (Epiglottisabszeß) oder im Bereich der Arygegend (Fremdkörper).

5.6.1.2. Fehlschlucken

Es erfolgt entweder in die Nase oder in die Luftröhre. Rückfluß von Speisen und besonders von Flüssigkeiten aus der Nase beim Schluckvorgang sind die Folge von Motilitätsstörungen, deren bekannteste die postdiphtherische Gaumensegellähmung ist. Als Ursache kommen ferner grobe Zerstörungen der anatomischen Struktur dieses Gebietes in Frage (Lues, Tuberkulose, bösartige Geschwülste, Zustände nach Operation bösartiger Geschwülste). Fehlschlucken in die Luftröhre hinein sind die Folge von Sensibilitätsstörungen der Schleimhaut (besonders des Kehlkopfeinganges!) und von Lähmungen der Rachenmuskulatur als Ausdruck von Herderkrankungen im Hirnstamm und in der Medulla oblongata (Hirntumoren, Bulbärparalyse, Syringobulbie, multiple Sklerose, Blutungen, Thrombosen usw.). Wichtig ist zu wissen, daß mehr oder weniger geringfügige Fehlschluckstörungen bei Karzinomen der laryngealen Kehldeckelseite mit ausgedehntem (klinisch stummen!) Befall des Kehldeckelvorraumes oft zunächst den einzigen Hinweis auf diese ernste Erkrankung bieten (meist als Globus hystericus gedeutet).

5.6.1.3. Passagehindernisse

Sie befinden sich zwischen Hypopharynx und Kardia (Hypopharynxdivertikel, Narbenstrikturen, Kardiospasmus, Karzinome des Hypopharynx, des Ösophagus und des Mageneinganges). Diese Erkrankungen sind mit der üblichen hier wiedergegebenen HNO-Untersuchungstechnik nicht feststellbar. Hinweise bietet die Röntgenuntersuchung mit Kontrastmittel (in der allgemeinen Praxis am besten als Durchleuchtung ohne weiteres ausführbar). Die Sicherung der Diagnose ist aber n u r auf ösophagoskopischem Weg möglich (durch den Facharzt auszuführen!).

5.6.1.4. Kombinierte Symptomatologie

Sie ist den bösartigen Geschwülsten der Mund- und Rachenhöhle eigen. Schluckschmerzen finden sich bei bösartigen Geschwülsten – gleichgültig welchen Sitzes – immer dann, wenn nach oberflächlich geschwürigem Zerfall eine Sekundärinfektion stattgefunden hat. Fehlschlucken in die Luftröhre wird beobachtet, wenn bösartige Geschwülste entsprechenden Sitzes und entsprechender Ausdehnung (Kehlkopfeingang, laryngeale und linguale Kehldeckelseite) den während des Schluckaktes erforderlichen Kehldeckelschluß (Fettkörper-Kehldeckelmechanismus) unmöglich machen. Passagehindernisse legen selbstverständlich immer den Verdacht an eine bösartige Geschwulst im Bereich der oberen Speisewege nahe.

5.6.2. Kehlkopf

Der Kehlkopf dient 3 verschiedenen Aufgaben: Der Stimmbildung, der Sicherung der Atmung durch Weitstellung der Glottis und dem Schutz der unteren Luftwege beim Schluckakt. Bei Störung dieser einzelnen Funktionen ergeben sich folgende typische Hauptsymptome: Heiserkeit, Atemnot und Schluckstörungen (Fehlschlucken). Diese Hauptmerkmale können durch verschiedene Krankheitsgruppen hervorgerufen werden, die für das bestimmte Symptom kennzeichnend sind. Deshalb ist es für den Anfänger wiederum zweckmäßig, bei einem bestimmten Symptom die dazugehörigen möglichen Krankheitsbilder sich gedanklich zu vergegenwärtigen und die Aufmerksamkeit bei der Untersuchung von vornherein auf voraussichtlich krankhaft veränderte Gebiete zu konzentrieren.

5.6.2.1. Heiserkeit

Sie kommt durch unvollständigen Stimmbandschluß zustande, und es ergeben sich bei seinem Vorhandensein daraus folgende diagnostische Erwartungen:

1. Entzündliche Veränderungen beeinträchtigen Spannungs- und Schwingungsfähigkeit der Stimmbänder (Exsudation in das Lig. vocale und den M. vocalis): Laryngitis ac. oder chron. Ein vollständiger Stimmbandschluß ist dabei meist nicht vorhanden (Internus-Transversusparese).
2. Umschriebene oder diffuse Gewebsvermehrungen in und auf den Stimmbändern hindern einen exakten Stimmbandschluß: Hyperplasien (Polypen, Knötchen), gutartige Geschwülste (bindegewebig indurierte Knötchen, Papillome) und bösartige Geschwülste (Karzinome).
3. Bestimmte Lähmungen einer oder beider Kehlkopfseiten führen ebenfalls zur Schlußunfähigkeit der Stimmbänder (Rekurrensparese).

5.6.2.2. Atemnot

Sie hat ihre Ursache in einer Einengung des Atemrohres. Folgende diagnostische Erwartungen sind daran zu knüpfen:

1. Entzündliche Veränderungen des Kehlkopfeinganges und des subglottischen Raumes führen zu hochgradigen Verschwellungen. Der Kehlkopfeingang wird meist sekundär von aus der Umgebung fortgeleiteten Entzündungen betroffen (Paratonsillarabszesse, Entzündungen von Gaumen- und Zungengrundtonsille, Dentitio difficilis der unteren Weisheitszähne, allergische Reaktionen auf Insektenstich).

Entzündungen im subglottischen Raum entwickeln sich meist bei Kleinkindern, bei denen verhältnismäßig geringe entzündliche Schwellungen infolge der Kleinheit des Kehlkopfes zu hochgradiger Einengung des Atemrohres führen (Pseudocroup).

2. Bösartige Geschwülste (Karzinome) des Kehlkopfeinganges und des subglottischen Raumes führen bei genügender Größe stets zur Einengung des Atemrohres. Bei Geschwulstsitz im subglottischen Raum kann Atemnot das erste Symptom darstellen.

3. Doppelseitige totale Lähmung der Stimmritzenöffner (Postikusparese) verschließt das Atemrohr vollständig (Notfallsituation! Meist Folge nach Strumektomie).

5.6.2.3. Fehlschlucken

Es entsteht bei Störung des „Fettkörper-Kehldeckelmechanismus". Bei seinem Vorhandensein ist auf Karzinome der laryngealen Kehldeckelseite zu fahnden. Diese brechen rasch in den Kehldeckelvorraum ein, zerstören den öligen Fettkörper und verursachen Schlußinsuffizienz.

5.7.   Regeln für die allgemeine Praxis

Aus der gegebenen Zusammenstellung von Hauptsymptomen lassen sich allgemeine Grundregeln ableiten:
Bei dem Symptom Schluckbeschwerden darf die Untersuchung sich nicht nur auf die übliche Betrachtung des Mundrachens nach Herunterdrücken der Zunge mit dem Spatel beschränken, sondern es ist grundsätzlich stets auch die Betrachtung des Kehlkopfeinganges und des Hypopharynx (Sinus piriformis) im Kehlkopfspiegel durchzuführen, zumal wenn im Mundrachen kein Befund erhoben werden kann, der die geklagten Beschwerden erklärt. Man halte sich immer vor Augen: Schluckschmerzen finden sich nicht nur bei einer Angina lacunaris, sondern beispielsweise auch bei einem Abszeß des Kehldeckels, einem geschwürig zerfallenen Karzinom des Sinus

piriformis oder des Kehlkopfeinganges, des Zungengrundes usw. Man lasse sich bei unbestimmten Schluckempfindungen seitens des Patienten, vielleicht verbunden mit leichtem Fehlschlucken (Hustenreiz nach dem Schlucken!), nie dazu verführen, ohne laryngoskopische Untersuchung (Kehlkopfeingangskrebse) vielleicht die Diagnose „Globus hystericus" zu stellen und den Patienten mit einem harmlosen Arzneimittel hinzuhalten.

Das Symptom Heiserkeit wird durch Veränderungen unterschiedlicher Art hervorgerufen. Eine Ursache ist der Stimmbandkrebs, der – rechtzeitig erkannt – ausgezeichnete Dauerheilungschancen bietet (rund 90 %). Deshalb muß gefordert werden, jeden heiseren Patienten sofort bei der Erstuntersuchung zu laryngoskopieren und nicht erst – wie teilweise üblich –, wenn eine mehr oder weniger belanglose konservative Behandlung über längere Zeit versagt hat. Überschreiten der Stimmlippen bedeutet nicht nur schlechte Dauerheilungsaussichten, sondern in zunehmendem Maße auch die Unvermeidbarkeit verstümmelnder Operationen.

Das Symptom Atemnot sollte stets – neben anderen differentialdiagnostischen Erwägungen – auch eine laryngoskopische Klärung des Kehlkopfbefundes veranlassen. Es ist hierbei nicht an die hochakuten, dramatischen Atemnotsanfälle gedacht, die raschen Handelns und klinischer Fürsorge bedürfen, sondern an die weniger bedrohlich aussehenden Fälle von Atemnot, deren Entstehungsursache ohne laryngoskopische Untersuchung oft falsch gedeutet und auch behandelt wird.

Deshalb darf als allgemeine Regel für die Praxis empfohlen werden: Das innige Nebeneinander von Luft- und Speiseweg im Kopf-Hals-Bereich bringt ein Überschneiden verschiedener Symptome mit sich. Es ist deshalb bei entsprechenden Merkmalen gebieterisch zu fordern, daß der gesamte Rachen einschließlich des Kehlkopfes untersucht wird. Am besten mache man es sich zur Regel, im Anschluß an eine Untersuchung des Mundes und des Mundrachens stets die Untersuchung des Kehlkopfes und des Kehlkopfrachens mit dem Kehlkopfspiegel anzuschließen.

6. Die Untersuchung des Ohres

6.1. Untersuchungsgegenstand

Das Hörorgan des Menschen zeigt einen äußerst verwickelten
Aufbau. Von alters her wird ein peripherer und ein zentraler
Anteil unterschieden. Der zentrale Anteil umfaßt die Hörfelder
in der ersten und zweiten Schläfenwindung, die Akustikus-
bahnen im Gehirn, die Hörnervenkerne in der Medulla oblongata und den N. acusticus. Äußeres Ohr, Mittelohr und Innenohr gehören zum peripheren Anteil des Sinnesorgans. In dieses
ausgedehnte und verwickelte Baugefüge dringt die otoskopische Diagnostik nur bis zum Trommelfell vor, der Grenze
zwischen äußerem Ohr und Mittelohr. Bei unversehrtem
Trommelfell ist der direkte Einblick in das Mittelohr unmöglich. Da aber das Trommelfell als laterale Wand des Cavum
tympani an allen entzündlichen Mittelohrerkrankungen in
irgendeiner Weise beteiligt ist, hat die unmittelbare Betrachtung des Trommelfells einen unabschätzbaren diagnostischen
Wert.

Für die otoskopische Untersuchung erinnere man sich an folgende anatomische Gegebenheiten: Zum äußeren Ohr gehören
Ohrmuschel und äußerer Gehörgang. Die Ohrmuschel hat ein
typisch geformtes knorpeliges Stützgerüst. Nur der Lobulus
besteht aus einer fettreichen knorpelfreien Hautduplikatur.
Ihr äußerer stark gekrümmter Rand ist der Helix, die nach
innen zu fast parallel zu diesem verlaufende Falte, deren ungenügende Ausbildung das sog. abstehende Ohr hervorbringt,
ist der Anthelix. Letzterer umgreift das tiefer gelegene Cavum
conchae bogenförmig, in dessen tiefstem Punkt der äußere
Gehörgang einmündet. Vor dem Gehörgangseingang steht der
Tragus. Er ist von Härchen, bei älteren Männern von einem
dichten Haarbesatz, umstanden.

6.1.1. Äußerer Gehörgang

Der äußere Gehörgang ist bei Erwachsenen ein röhrenförmiges Gebilde von etwa 3,5 cm Länge (Streichholzlänge etwa
4 cm. Deshalb gelingt es unter Umständen geschickten Per-
sonen, anläßlich völlig überflüssiger Reinigungsversuche mit
einem Streichholz bei vorhandenem Trommelfelloch oder auch
nach Trommelfellperforation durch das runde Fenster in das
Innenohr einzudringen). In der Tiefe wird er durch das Trommelfell gegen die Pauke abgeschlossen. Er besteht aus einem
knorpeligen und einem knöchernen Anteil. Die knorpelige Versteifung betrifft nur die vordere untere Wand, nicht die
hintere obere, die bindegewebig gebildet ist. Der knöcherne
Gehörgang ist bei der Geburt noch nicht vorhanden und entwickelt sich zu seiner endgültigen Form erst in den ersten
Lebensjahren. Beim Erwachsenen bildet er am Boden vor dem
Trommelfell eine unterschiedlich große Ausbuchtung (Sinus
oder Recessus meatus). Am Übergang zwischen knorpeligem
und knöchernem Gehörgang findet sich die engste Stelle, der
Isthmus (von klinischer Bedeutung bei Fremdkörpern!). Die
Innenauskleidung des knorpeligen Gehörganges und eines
kleinen dreieckigen bis zum Trommelfell reichenden Streifens
am Dach des knöchernen Gehörganges hat die Beschaffenheit
der äußeren Haut mit Haaren und Talgdrüsen. Außerdem
sind hier große Knäueldrüsen eingelagert (Produktion von
„Ohrenschmalz"). Die Haut des übrigen knöchernen Gehörganges ist dünn, frei von Anhangsgebilden und fest mit dem
Periost verwachsen.

Zwei Drittel der Gesamtlänge des äußeren Gehörganges gehören dem knorpeligen, ein Drittel dem knöchernen Gehörgang an. Sein Verlauf ist im großen und ganzen horizontal und
frontal gerichtet. Sowohl in horizontaler als auch in vertikaler
Richtung sind in streng anatomischem Sinn leichte S-förmige
Biegungen festzustellen: In horizontaler Richtung ist lateral
eine konvexe Biegung nach vorn, medial eine solche nach hinten vorhanden, in vertikaler Richtung besteht lateral eine konvexe Biegung nach unten und medial eine solche nach oben.
Der laterale Abschnitt der Krümmungen betrifft den knorpe-

ligen Gehörgang. Sie sind ausgesprochener als die medialen. Für praktische Bedürfnisse darf man sich folgendes merken: Knorpeliger und knöcherner Gehörgang stoßen in einem nach vorn unten offenen stumpfen Winkel aneinander: Der knorpelige Gehörgang verläuft von vorn unten nach hinten oben, der knöcherne umgekehrt von hinten oben nach vorn unten. Der knorpelige Gehörgangsanteil ist gut beweglich. Durch Ziehen an der Ohrmuschel kann seine Lage beliebig verändert werden.

Beim Neugeborenen ist der äußere Gehörgang kurz, da der knöcherne Anteil fehlt. Das Os tympanicum ist noch nicht entwickelt (entsteht erst im Verlaufe der ersten 4 Lebensjahre aus dem knöchernen Trommelfellring). Trommelfellring und Trommelfell liegen flach, fast in der Horizontalebene an der Unterseite des Schädels und bilden die obere Wand des inneren Gehörgangsabschnittes, dessen Lichtung auf diese Weise schmal und schlitzförmig sich gestaltet. Erst mit dem Aufrichten des Trommelfells im Verlaufe der ersten 2 Monate nach der Geburt erweitert sich das Innere des Gehörgangs.

6.1.2. Trommelfell

Das Trommelfell wird zum Mittelohr gerechnet, obwohl sein äußerer dünner Epidermisüberzug der Gehörgangshaut angehört. Es hat eine rundliche, meist etwas elliptische Form mit einem Längsdurchmesser von etwa 1 cm und einen Querdurchmesser von 0,8 bis 0,9 cm. Die hauchzarte Membran hat eine Dicke von etwa 0,1 mm. Sie spannt sich im Sulcus tympanicus und in der Incisura tympanica aus. Das Trommelfell steht nicht senkrecht, sondern schräg zur Gehörgangsachse in der Weise, daß durch den Sulcus tympanicus beider Seiten gelegte Ebenen nach vorn medianwärts konvergieren und ihre medialen Flächen nach hinten und oben schauen. Man kann sich die Trommelfellstellung leicht veranschaulichen, wenn die ausgestreckten Hände nach Art eines Schiffbugs aneinander gelegt werden, d. h., es berühren sich die Fingerspitzen des 3. bis 5. Fingers, während zwischen den Fingerspitzen der Zeigefinger ein mehrere Zentimeter betragender Abstand verbleibt

(Abb. 12). Die auf den Betrachter schauenden Handteller stellen die medial (hirnwärts), die Handrücken die gehörgangwärts gerichteten Trommelfellflächen dar.

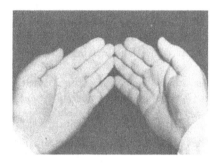

Abb. 12. Modell zur Veranschaulichung der Trommelfellstellung im Schädel. Nach Art eines Schiffbugs aneinandergelegte ausgestreckte Hände. Die Handteller entsprechen der Innen-, die Handrücken der Außenseite der Trommelfelle, wobei man sich vorzustellen hat, daß der Betrachter von dorsal auf den dem Modell zugehörigen Kopf blickt.

Das Trommelfell ist außerdem trichterförmig medianwärts eingezogen. Die tiefste Stelle des Trichters, Umbo genannt, entspricht der Spitze des Hammergriffs, der in ganzer Ausdehnung mit dem Trommelfell fest verwachsen ist. Die Wände des Trichters zeigen eine nach außen konvexe Wölbung. Die Schiefstellung des Trommelfells, seine trichterförmige Gestalt und die teilweise Auswärtswölbung der Trichterwände bringen es mit sich, daß ein kleines dreieckig geformtes Gebiet senkrecht zur Gehörgangsachse steht. Eine Spitze des Dreiecks liegt am Umbo, die dieser Spitze gegenüberliegende Dreieckseite fällt mit dem Trommelfellring zusammen. Das gesamte dreieckige Gebiet befindet sich im vorderen unteren Trommelfellquadranten (vgl. 6.4.1., dreieckiger Reflex).

Am oberen Ende des Hammergriffs, im oberen Anteil des Trommelfells, wölbt sich der kurze Fortsatz des Hammers als kleines Höckerchen gegen den Gehörgang vor. Von ihm geht je eine feine vordere (kürzere) und hintere (längere) Trommelfellfalte aus, die zum oberen Ende des knöchernen Trommelfellringes ziehen (Plica membranae tympani ant. et post.). Der darüberliegende Anteil des Trommelfells wird Pars flaccida genannt. Er ist dadurch gekennzeichnet, daß das Stratum cutaneum der äußeren Oberfläche und das Stratum mucosum der Paukenhöhle unmittelbar aufeinanderliegen. Der darunterliegende Trommelfellanteil heißt wegen seiner starken Spannung Pars tensa. Bei ihm liegt zwischen Stratum cutaneum und Stratum mucosum eine bindegewebige Faserplatte, die aus einer äußeren Radiärfaserschicht und einer inneren Zirkulärfaserschicht besteht. Ein vom Dach der knöchernen Gehörgangswand sich medial über die pars flaccida fortsetzender Kutisstreifen zieht entlang dem Hammergriff bis zum Umbo.

6.2. Untersuchungsanordnung

Die allgemeine Untersuchungsanordnung (vgl. 1.2.) bleibt die gleiche. Zur Untersuchung des Ohres wird beim gegenübersitzenden Patienten dessen Kopf nach rechts bzw. nach links gedreht. Der Untersucher hat hierbei bei einer allgemeinen Untersuchung den Vorteil, in raschem Wechsel nacheinander beide Ohren untersuchen zu können, und im Anschluß daran Nase, Mund und Kehlkopf. Bei älteren unbeholfenen Patienten kann es vorteilhaft sein, die Sitzhaltung nicht wesentlich ändern zu müssen. Konzentriert sich die Untersuchung auf ein Ohr, so ist es meist zweckmäßiger, den Patienten quer auf den Untersuchungsstuhl zu setzen. Der Arzt ist dann in der Lage, die zu einer eingehenden Untersuchung erforderlichen Manipulationen (Reinigung des Gehörganges durch Austupfen und Spülung, Untersuchung mit dem stumpfen Häckchen und dem pneumatischen Trichter, Toynbeescher Versuch usw.) in aller Ruhe ausführen zu können, ohne den Patienten in einer unbequemen Haltung fixieren zu müssen.

An Instrumenten werden Ohrtrichter verschiedener Größe gebraucht (Abb. 13). Zur genaueren Untersuchung ist eine Lupenvergrößerung erforderlich, am besten in Form der Brüningsschen Ohrlupe mit Siegleschem Trichter (Abb. 13). In Ermangelung einer Ohrlupe kann aber jederzeit aus dem Augenspiegelbesteck eine bikonvexe Linse von 13 Dioptrien verwendet werden, die am besten in etwas schräger Stellung (zur Vermeidung störender Reflexe) einem normalen Ohrtrichter vorgehalten wird. Meist sind besondere Instrumente erfor-

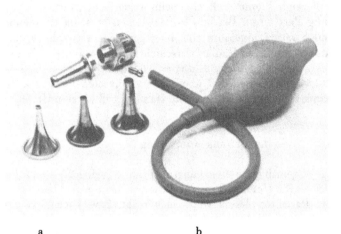

a   b

Abb. 13.   Instrumente zur Untersuchung des Ohres:

a. Ohrtrichter verschiedenen Durchmessers.

b. Sieglescher Trichter. Er besteht aus einem Ohrtrichter, einem Metall-
zylinder mit schräg aufgesetzter Bikonvexlinse (nach BRÜNINGS)
und einem durch einen dünnen Schlauch daran angeschlossenen
Gummiballon. Die im Bild einzeln dargestellten Einheiten werden
zusammengesteckt. Der luftdicht in den Gehörgang eingeführte
Trichter erlaubt, durch abwechselnden zarten Druck auf den Gummiball und Wiederfreigeben, die Luft im Gehörgang zu verdichten und
zu verdünnen. Die Bikonvexlinse ermöglicht dabei eine genaue Beobachtung der Trommelfellbewegungen.

derlich, um Sichtbehinderungen (Epidermispfröpfe, Eiter!) zu
beseitigen (Watteträger, Ohrenspritze). Bei der Untersuchung
sind Ohrsonde und stumpfes Häkchen unerläßliche Instrumente zur Erkennung und Sicherung bestimmter Trommelfelldurchlöcherungen.

Untersuchungstechnik: Der Ohrtrichter gehört in die
linke Hand des Untersuchers. Er wird zwischen Daumen und
Zeigefinger gehalten (Abb. 14) und unter leicht drehenden
Bewegungen in den knorpeligen Anteil des äußeren Gehörganges eingeführt. Er hat die Aufgabe, die den Gehörgangs-

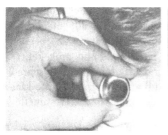
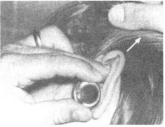

Abb. 14. Untersuchungshaltung des Ohrtrichters.

Rechtes Ohr (linke Seite): Der zwischen Daumen und Zeigefinger der linken Hand am freien Rand gehaltene Trichter wird unter vorsichtig drehenden Bewegungen in den knorpeligen Gehörgangseingang eingeführt. Die Fingerkuppe des 3. Fingers liegt dabei unter der Kante des Anthelix (zwischen diesem und dem Trichter!). Er drückt die Ohrmuschel zur Streckung des knorpeligen Gehörganges nach hinten oben. Der 4. Finger liegt medial von der Ohrmuschel zwischen dieser und dem Schädel und unterstützt die Schubbewegung an der Ohrmuschel nach hinten oben. Linkes Ohr (rechte Bildseite): Die Untersuchungsanordnung ist grundsätzlich die gleiche wie auf der rechten Seite. Die Fingerkuppe des 3. Fingers der den Trichter haltenden linken Hand liegt in gleicher Weise unter der Kante des Anthelix und drückt die Ohrmuschel nach hinten oben. 4. und 5. Finger werden zwanglos gegen den Handteller eingerollt. ↑ Zugrichtung an der Ohrmuschel.

eingang umstehenden und die Sicht behindernden Härchen beiseite zu drängen. Dabei wird jeweils der größte eben noch gut einführbare Trichter verwendet. Die Fingerkuppe des 3. Fingers der den Trichter haltenden linken Hand wird unter den Anthelix eingelegt. Sie drängt die Ohrmuschel nach hinten oben, um die Krümmung des Gehörganges auszugleichen (vgl. 6.1., Verlauf des äußeren Gehörganges). Der 4. Finger (Ringfinger) liegt bei der Untersuchung des rechten Ohres hinter der Ohrmuschel und unterstützt die Zugbewegung nach hinten oben. Da bei der Untersuchung des linken Ohres dies nicht möglich ist, wird er leicht gekrümmt an den Kopf des Untersuchten angelegt.

Nach Einführen des Trichters und Beiseitedrängen der störenden Härchen erscheint meist die rot aussehende knöcherne hintere obere Gehörgangswand im Blickfeld. Mit der auf den Kopf aufgelegten rechten Hand muß der Untersucher versuchen, durch vorsichtiges Drehen und Kippen des Kopfes das Trommelfell in den Blick zu bekommen. Im allgemeinen ist der Kopf ein wenig nach der Gegenseite zu neigen (bei der Untersuchung des rechten Ohres nach links und umgekehrt), um bei gut gestrecktem Gehörgang das Trommelfellbild schnell vor Augen zu haben. Zuweilen muß aber auch mit Hilfe kleinerer allseitiger Kopfbewegungen nach dem Trommelfell „gesucht" werden.

Der Durchmesser des Trichters erlaubt im allgemeinen nicht, das gesamte Trommelfell zu überblicken. Nachdem das Trommelfell zunächst in Grobeinstellung gefunden ist, müssen durch weitere feine Kopfbewegungen die verschiedenen Trommelfellanteile eingestellt werden. Am günstigsten ist es, den größtmöglichen Trichter für die Untersuchung auszuwählen. Er bietet außer dem größten Teilüberblick auch die größte Lichtstärke in der Tiefe.

Merke: Stets müssen beide Ohren – nicht nur das kranke – untersucht werden. Unterschiede zwischen rechts und links bieten gegebenenfalls wertvolle Hinweise auf die zugrunde liegende Erkrankung (z. B. Senkung der hinteren oberen Gehörgangswand bei blande verlaufenden Mittelohrentzündungen). Leichtes Einführen des Trichters bewahrt den Patienten vor unnötigen Schmerzen, zu tiefes Eindringen hingegen ruft bei Berührung des Periostes der knöchernen Gehörgangswand infolge starker Schmerzhaftigkeit Abwehrbewegungen seitens des Untersuchten hervor. Ein bei der Einführung des Trichters auftretender Hustenreiz ist die Folge eines über den R. auricularis ausgelösten Reflexes, der sich bei Fortdauer der Untersuchung von selbst abschwächt.

6.3. Fehler

Der häufigste Fehler ist die Verwendung eines zu kleinen Ohrtrichters. Seine zu geringe Öffnung gestattet nur einen kleinen Überblick über das Untersuchungsfeld, außerdem ist die Tiefe nur ungenügend ausgeleuchtet. Der Untersucher muß es sich deshalb zur Regel machen, stets den größtmöglichen Ohrtrichter zu verwenden. Ein häufiger Fehler ist ferner der Blick in die „falsche Richtung". Bei ungenügendem Zug an der Ohrmuschel wird von Ungeübten leicht die knöcherne hintere obere Gehörgangswand (rot aussehend!) als das vermeintlich akut entzündlich veränderte Trommelfell angesehen und wohl auch gelegentlich – zumal bei Kleinkindern – parazentisiert. Bei Säuglingen und Kleinkindern führen meist nur besonders kleine und enge Ohrtrichter (sog. Säuglingstrichter) zum Ziele. Die Schrägstellung des Trommelfells in den ersten Lebensmonaten (vgl. 6.1.) und die schlitzförmige Enge des Gehörgangs machen die Untersuchung auch für den Geübteren schwierig. Die Ohrmuschel wird bei ihnen zum Ausgleich der Gehörgangskrümmungen am besten nach hinten oder auch nach hinten unten gezogen. Man lasse sich aber auf Grund dieser Schwierigkeiten nicht abhalten – wenn erforderlich –, Säuglinge und Kleinkinder zu untersuchen. Es gibt auch bei ihnen eine Reihe erstaunlich weiter Gehörgänge. Enge und gewundene Gehörgänge, die auch dem Geübten Schwierigkeiten bieten, werden bei Erwachsenen ebenfalls beobachtet.

6.4. Trommelfellbilder

6.4.1. Normales Bild

Der Gehörgang hat ein querovales Lumen, die auskleidende Haut ist von rötlicher Farbe. In Form eines dünnen Wandbelags enthält er meist etwas gelbliches oder auch dunkelbraunes Cerumen. Er dient als Zuleitungsröhre für den Schall. Die Weite des Lumens spielt dabei für die Schallübertragung keine Rolle. Eine Herabsetzung des Hörvermögens tritt erst ein, wenn die Gehörgangslichtung vollkommen verschlossen ist.

Das Trommelfell (Abb. 15) besitzt bei otoskopischer Betrachtung eine gleichmäßig graumatte Farbe und ist von mäßiger Transparenz (völlig durchscheinend erweist es sich nur bei vollkommener Atrophie oder im Bereich großer atrophischer Narben), die nicht erlaubt, Einzelheiten im Mittelohr zu erkennen. Der Hammergriff ist an einem weißlichen gefäßreichen Streifen, der Stria mallearis, zu erkennen, die dadurch zustande kommt, daß der fest mit dem Trommelfell verwachsene Hammergriff durchschimmert. Die Stria mallearis zieht von vorn oben nach hinten unten, wobei sie ungefähr um 45° gegen die Horizontale geneigt ist. Die Gegensinnigkeit der otoskopischen Trommelfellbilder von rechts und links muß sich der Anfänger einprägen (Abb. 15). Am kaudalen Ende der Stria

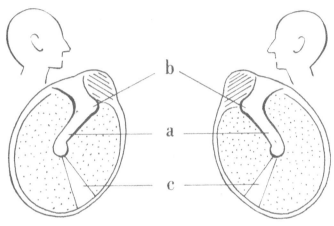

Abb. 15. Schematische Wiedergabe von rechtem und linkem Trommelfell. Die Identifizierung des Trommelfells bei der otoskopischen Untersuchung erfolgt an Hand bestimmter Einzelheiten: *a*. Hammergriff (Stria malleolaris), *b*. kurzer Fortsatz (Proc. lat. mallei), *c*. dreieckiger Reflex vorn unten. Man beachte das spiegelbildliche Verhalten zwischen rechtem und linkem Trommelfell. Pars tensa des Trommelfells punktiert, Pars flaccida des Trommelfells (Membrana Shrapnelli) fein schraffiert.

mallearis ist der Umbo sichtbar, am kranialen der kurze Fortsatz (vom Proc. lat. mallei), ein kleines vorgetriebenes Höckerchen, auch Prominentia mallearis genannt. Von letzterem ziehen mehr oder weniger deutlich nach vorn und hinten die Trommelfellfalten (Umschlagsfalten, Grenzstreifen, plicae membranae tympani). Die darüberliegende Pars flaccida unterscheidet sich nicht in Farbe und Aussehen von der darunter

befindlichen Pars tensa, obwohl auf Grund des unterschiedlichen anatomischen Baues (vgl. 6.1.) derartige Unterschiede
erwartet werden könnten. Vorn unten findet sich ein drei-
eckiges hell aufleuchtendes Feld, das mit einer Spitze am
Umbo liegt, „dreieckiger Reflex" genannt. Wie in Abschnitt
6.1. dargestellt, liegt dieses Gebiet infolge der trichterförmigen
Einziehung des Trommelfells genau senkrecht zur Gehörgangsachse. Es reflektiert deshalb das einfallende Licht in
das Auge des Beobachters, wodurch dieser Leuchteffekt erzielt
wird.

Die Oberfläche des Trommelfells ist auch bei starker Vergrößerung im auflichtmikroskopischen Bild vollständig glatt. Der
vom Dach der knöchernen Gehörgangswand über die Pars
flaccida des Trommelfells auf den Hammergriff übergreifende
Kutisstreifen tritt im otoskopischen Bild häufig infolge seiner
starken Gefäßzeichnung deutlich hervor. Die parallel zum
Hammergriff verlaufenden Gefäßstämmchen sind besonders
bei starker Blutfülle auffällig, die sich rasch reflektorisch nach
Gehörgangsreizen durch den eingeführten Trichter, bei Kleinkindern und Säuglingen bisweilen schon nach kräftigem Schreien
einzustellen pflegt. Die dann im Bereich des Hammergriffs und
der Shrapnellschen Membran zu sehende „Rötung" darf den
Ungeübten nicht zur Diagnose akute Mittelohrentzündung
verführen.

Die Krümmung des äußeren Gehörganges bringt es mit sich,
daß die vorderen unteren Anteile des Trommelfells schwer
einzusehen sind. Bei vermuteten Trommelfellöchern in diesem
Bereich ist durch extreme Streckung des Gehörgangs nach
Möglichkeit der Einblick zu erzwingen. Es werden allerdings
stets Einzelfälle übrigbleiben, bei denen – zumal bei engen und
stark gewundenen Gehörgängen – keine ausreichende Übersicht zu gewinnen ist. Für die Erkennung des Trommelfells
mache man es sich zur Regel, seine Identität nur an Hand
seiner typischen Kennzeichen zu bestimmen, indem der Reihe
nach Hammergriff, kurzer Fortsatz, Shrapnellsche Membran,
Pars tensa, Umbo und dreieckiger Reflex betrachtet werden.
Die Orientierung beginnt stets am Hammergriff und kurzem
Fortsatz. Vor sich selbst genüge nie die unbestimmte Feststellung „etwas Graues" in der Tiefe gesehen zu haben. Nur

bei exaktem Vorgehen in der angegebenen Weise wird es gelingen, pathologische Veränderungen sicher festzustellen.

6.4.2. Pathologische Trommelfellbilder

Man unterscheidet hierbei am besten Veränderungen, die durch eine regelwidrige Lagerung des Trommelfells zustande kommen, und solche, die in der Trommelfellsubstanz selbst lokalisiert sind.

Anomale Lagerungen des Trommelfells sind meist die Folge einer Tubenwegsamkeitsstörung. Normalerweise ist die Tube verschlossen und öffnet sich nur beim Schlucken und bei Bewegungen des Unterkiefers. Hierbei gelangt Luft aus dem Nasenrachenraum in das Mittelohr. Ist die Luftdurchgängigkeit der Tube eingeschränkt oder aufgehoben, so wird allmählich die vorhandene Luft im Mittelohr aufgesaugt. Da der äußere Luftdruck auf dem Trommelfell lastet, entsteht zwi-

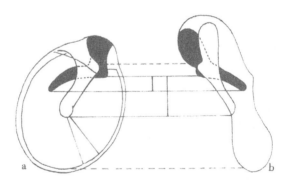

Abb. 16. Schematisiertes Trommelfellbild bei ungenügendem Luftgehalt des Mittelohres als Folge von Belüftungsstörungen nach Erkrankung der Ohrtrompete. a. Aufblick auf das Trommelfell. b. Seitenriß mit Wiedergabe des Hammerkopfes im Kuppelraum. Bei normaler Lagerung des Trommelfells entspricht die Hammerlage dem im Bild weiß umrissenen Hammer. Die Hammerlage bei eingezogenem Trommelfell ist durch einen schwarzen Hammer dargestellt. Die scheinbare Verkürzung des Hammergriffes im Aufriß und das Vorspringen des kurzen Fortsatzes in die Gehörgangslichtung ist aus der Gegenüberstellung von Aufblick (a) und Seitenriß (b) mühelos zu erkennen.

schen Mittelohr und Gehörgang ein Druckunterschied. Als Folge dieses Druckunterschiedes wird das Trommelfell in die Paukenhöhle eingepreßt und die Gehörknöchelchenkette in ihrer Beweglichkeit eingeschränkt. Daraus ergibt sich eine mehr oder weniger hochgradige Mittelohrschwerhörigkeit.

Die Aufsaugung der Luft im Mittelohr bei fehlendem oder ungenügendem Nachschub aus dem Nasenrachenraum bringt ein typisches Trommelfellbild hervor (Abb. 16). Der Hammergriff folgt der Einwärtsbewegung des Trommelfells, der gesamte Hammer führt dabei eine Drehbewegung um einen Punkt aus, der unter dem kurzen Fortsatz gelegen ist. Infolgedessen dreht sich der kurze Hammerfortsatz in den Gehörgang hinein, d. h., er springt in das Gehörgangslumen vor. Der Hammergriff wird demgegenüber einwärts (paukenwärts) bewegt. Da einäugig die räumlichen Verhältnisse, zumindest nicht für den weniger Geübten, abzuschätzen sind, achte man auf die perspektivische Verkürzung des Hammergriffs, wie sie aus Abb. 16 im Schema zu erkennen ist. Infolge der Auswärtsbewegung des kurzen Fortsatzes springen die Umschlagfalten, besonders die hintere, stark vor.

Als weitere Folge der vermehrten trichterförmigen Einziehung ändert sich die Lage des dreieckigen Reflexes. Seine Lage vorn unten zeigt diejenigen Teile des Trommelfelltrichters an, die senkrecht zur Blickrichtung des Beobachters stehen (vgl. 6.1. und 6.4.1.). Bei Vertiefung des Trichters werden auch diese Teile je nach Grad der Einziehung unterschiedlich zur Blickrichtung quergestellt, d. h., der dreieckige Reflex erreicht mit seiner Spitze nicht mehr den Umbo, er verkürzt sich und schwindet bei genügender Einziehung schließlich vollständig. An den verschiedensten Stellen des Trommelfells können multiple atypische Reflexe auftreten (kurzer Fortsatz, Shrapnellsche Membran, Anulus fibrosus).

Krankhafte Veränderungen an der Trommelfellmembran selbst sind immer eine Teilerscheinung pathologischer Vorgänge im Mittelohr. Sowohl die akute als auch die chronische Mittelohrentzündung bringen bezeichnende Trommelfellbilder hervor, die nicht nur eine genaue Diagnose zu stellen gestatten, sondern die für die chronische Mittelohrentzündung beispielsweise auch sichere Voraussagen über den weiteren Verlauf (lebensgefährlich oder nicht!) zulassen. Es ist deshalb von besonderer Wichtigkeit für den Untersucher, sich mit diesen Veränderungen vertraut zu machen und sie bei jeder Untersuchung gedächtnismäßig bereitzuhalten.

6.4.2.1. Akute Mittelohrentzündung

Das Trommelfell nimmt an der Entzündung der Mittelohrräume teil: Hyperämie, seröse Durchtränkung, Rundzelleninfiltration und schließlich Spontanperforation des in der Pauke angesammelten Eiters durch die Trommelfellmembran hindurch in den Gehörgang. Ehe es zum Eiterdurchbruch kommt, findet oft eine auffallend weite submuköse Unterwühlung des Trommelfells durch den Eiter statt. Die Perforation ist immer mikroskopisch klein. Aus den genannten Veränderungen läßt sich das otoskopische Bild ableiten: Sichtbare diffuse Rötung des Trommelfells. Aufquellung und Verdickung der sonst hauchzarten Membran mit Unsichtbarwerden des Hammergriffs und (zuletzt) des kurzen Fortsatzes. Schwinden des oberflächlichen Glanzes und des dreieckigen Reflexes. Die grundlegenden otoskopischen Merkmale sind demnach Verlust der typischen Trommelfellkonfiguration, d. h. der bezeichnenden Einzelheiten, wie Hammergriff, kurzer Fortsatz, Umschlagfalten und Reflex. Vor der Perforation kann es infolge des Eiterdruckes in der Pauke zu Vorwölbungen des Trommelfells in den Gehörgang hinein kommen. Von angedeuteten Vorwölbungen im hinteren oberen Quadranten bis zu hochgradigen zitzenförmigen Teilvorfällen des Trommelfells kommen alle Übergänge vor. Die Perforationsstelle ist wegen ihrer Kleinheit nie mit bloßem Auge zu erkennen.

6.4.2.2. Chronische Mittelohrentzündung

Es kommt zu umschriebenen begrenzten, subtotalen oder auch totalen Einschmelzungen des Trommelfells. Daher ist das grundlegende Merkmal dieser Gruppe von Mittelohrentzündungen das mit bloßem Auge sichtbare große Trommelfelloch. Es bleibt auch nach gelegentlicher Abheilung der Eiterung bestehen. Man unterscheidet 2 verschiedene Verlaufsformen: eine knochenzerstörende lebensgefährliche Form und eine nur die Schleimhaut betreffende im allgemeinen harmlose Eiterung. Da sich beide Formen an Hand des vorliegenden Trommelfelloches unterscheiden lassen, also aus der Art der Trommelfellperforation der zu erwartende zukünftige Verlauf (lebensgefährlich oder nicht!) abgeschätzt werden kann, ist eine einwandfreie Klassifizierung des Trommelfellbefundes von erstrangiger Bedeutung.

Diese Klassifizierung erfolgt nach dem Ortssitz des Trommelfelloches. Dabei hat sich die Einteilung des Trommelfells in 4 Quadranten bewährt (Abb. 17a). Zu einer gedachten Linie, die entlang dem Hammergriff durch kurzen Fortsatz und Umbo führt, wird senkrecht dazu eine 2. Linie gedacht, die die erste im Umbo kreuzt. Hierdurch wird das gesamte Trommelfell in 4 Quadranten unterteilt. Entsprechend ihrer Lage spricht man von einem hinteren oberen, einem hinteren unteren, einem vorderen oberen und einem vorderen unteren Quadranten. Auf diese Art und Weise kann der Ortssitz einer krankhaften Veränderung am Trommelfell genau festgelegt und beschrieben werden.

Für die chronischen Mittelohrentzündungen gibt es 3 verschiedene Grundformen von Trommelfellöchern, denen unterschiedliche prognostische Bedeutung zukommt (Abb. 17b):

1. Trommelfelloch in der Shrapnellschen Membran über dem kurzen Fortsatz des Hammers.
2. Trommelfelloch im hinteren oberen Quadranten der Pars tensa des Trommelfells. Der Lochrand kann bis an den knöchernen Sulcus tympanicus heranreichen. Es kann darüber hinaus im Perforationsbereich der angrenzende Knochen zerstört sein. Wird der Knochen erreicht, spricht man von einer randständigen oder marginalen Trommelfellperforation.
3. Trommelfelloch im vorderen unteren Teil der Pars tensa. Es kann nierenförmig das untere Ende des Hammergriffes umgreifen und bei größerer Ausdehnung herzförmig werden.

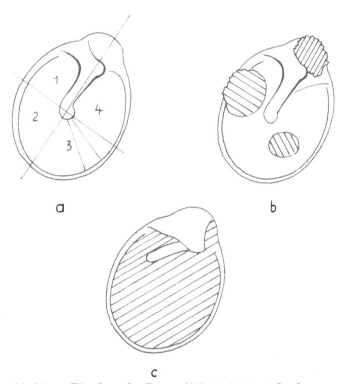

a b

c

Abb. 17. a. Einteilung des Trommelfells (rechts) in 4 Quadranten:
1 hinterer oberer, *2* hinterer unterer, *3* vorderer unterer und *4* vorderer
oberer Quadrant.

b. Schematische Wiedergabe verschiedener Trommelfellöcher bei
chronischer Otitis media: Die Trommelfelldurchlöcherungen können
die Shrapnellsche Membran (fast stets mit Cholesteatom vergesellschaftet) und die Pars tensa betreffen. Die letztgenannte Perforationsform kann randständig (dann meist im hinteren oberen Quadranten
lokalisiert) oder mittelständig (zentral) auftreten. Randständige Trommelfellöcher werden möglicherweise von einem Cholesteatom begleitet, mittelständige dagegen nur äußerst selten. Ist die gesamte oder
fast die gesamte Pars tensa eingeschmolzen (c), so spricht man von
Total- bzw. Subtotaldefekten. Die ersteren sind klinisch als randständige Trommelfellöcher anzusehen, die letzteren nur dann, wenn
in dem hinteren Quadranten der knöcherne Trommelfellring von der
Perforation erreicht wird. Steht bei den Subtotaldefekten noch ein
kleiner Trommelfellsaum zwischen Perforationsrand und Knochen-
ring, so sind sie klinisch mittelständigen Trommelfellöchern zuzu-
rechnen.

Das Kennzeichnende bei dieser Perforationsform ist, daß stets zwischen knöchernem Trommelfellring und Perforationsrand ein Trommelfellsaum erhalten ist, daß also der Lochrand nie den Sulcus tympanicus erreicht. Man spricht bei diesem Perforationstyp deshalb von einem mittelständigen Trommelfelloch oder von einer zentralen Perforation.

Perforationstyp 1 (Loch in der Shrapnellschen Membran) bedeutet: Mit an Sicherheit grenzender Wahrscheinlichkeit liegt ein Cholesteatom vor, d. h., im Inneren der Mittelohrräume spielen sich knochenzerstörende Vorgänge ab.

Die Entstehung der von der Shrapnellschen Membran ausgehenden Cholesteatome ist noch nicht endgültig geklärt. Ob ein zapfenförmiges Tiefenwachstum der Epidermis in resistierendes embryonales Bindegewebe des Kuppelraumes hinein, verbunden mit sekundärer Hohlraumbildung in den Zapfen (Vorgänge, die der embryonalen Bildung des äußeren Gehörganges entsprechen), eine Rolle spielen oder ob extreme Einziehungen der Shrapnellschen Membran mit Schuppenansammlungen in dem sich bildenden Sack die Ursache sind, mag dahingestellt sein. Fest steht jedenfalls, daß Durchlöcherungen der Shrapnellschen Membran mit einem Cholesteatom vergesellschaftet sind.

Perforationstyp 2 (randständiges Loch in den hinteren oberen Trommelfellquadranten) bedeutet: Es kann möglicherweise ein Cholesteatom vorliegen (muß aber nicht!).

Cholesteatome kommen bei diesem Perforationstyp durch Einwanderung von Gehörgangsepidermis in die Mittelohrräume zustande. Zwei Voraussetzungen müssen für diesen Vorgang gegeben sein: Erstens müssen sich im Mittelohr von Schleimhaut entblößte Stellen (Wunden) befinden, und zweitens müssen Gehörgangsepidermis und Schleimhautwunde unmittelbar aneinander grenzen. Die Gehörgangsepidermis (Plattenepithel!) überhäutet dann durch das Trommelfelloch hindurch das von Mittelohrschleimhaut entblößte Gebiet (natürlicher Heilungsvorgang!). Befindet sich zwischen Schleimhautwunde und Gehörgangsepidermis ein Trommelfellsaum, ist also das Trommelfelloch nicht randständig, so ist dieser Vorgang nicht möglich. Das Cholesteatom selbst entwickelt sich aus dem Plattenepithel der in den engen Knochenhöhlen der Mittelohrräume befindlichen Epidermis (durch Einwanderung dahin gekommen!) in der bekannten Weise. Da man der Art der Perforation nicht ansehen kann, ob ein Einwanderungsvorgang stattgefunden hat oder nicht, ist das Vorliegen eines Cholesteatoms nicht mit Bestimmtheit vorauszusagen, mit der Möglichkeit seines Vorhandenseins aber immer zu rechnen.

Perforationstyp 3 (Loch im vorderen unteren oder vorderen unteren und hinteren unteren Quadranten des Trommelfells) bedeutet: Kein Cholesteatom, d. h., knochenzerstörende Vorgänge im Mittelohr sind im allgemeinen nicht vorhanden.

Die Entzündung spielt sich in der Mehrzahl der Fälle in der Schleimhaut ab, meist sogar nur in ihren oberen Schichten. Der Knochen ist nicht beteiligt. Deshalb wird diese Form der chronischen Mittelohrentzündung auch als Schleimhauteiterung bezeichnet. Cholesteatome und Knocheneiterungen kommen vor, aber nur selten.

Die umschriebene zentrale Perforation in der Pars tensa des Trommelfells kann bei zunehmender Größe zur fast vollständigen Einschmelzung der Pars tensa bei erhaltener Pars flaccida führen. Man bezeichnet derartig große Tensadefekte als Subtotaldefekte. Solange noch ein wandständiger Trommelfellsaum zu beobachten ist, werden derartig große Trommelfellöcher den zentralen Perforationen zugerechnet. Ist dieser Saum nicht mehr vorhanden – besonders im Bereich des hinteren oberen Quadranten –, erfolgt die Zuordnung zu den randständigen Trommelfellöchern.

Bei einem Subtotaldefekt schaut der Untersucher auf die mediale Paukenwand. Im mittleren Anteil des Defektes wird das Promontorium sichtbar, im hinteren unteren Quadranten befindet sich die Nische zum runden Fenster und im hinteren oberen – wenn noch vorhanden – das Amboß-Steigbügelgelenk. Diese im Blickfeld des Untersuchers liegenden Strukturen der medialen Paukenwand werden bei vorhandenem Trommelfell

nicht gesehen, es sei denn, das Trommelfell ist völlig atrophisch
und hat sich nach Resorption der Luft im Mittelohr (bei kom-
pletten Tubenverschlüssen) der medialen Paukenwand großen-
teils oder völlig angelegt. Dabei kommt es stets zu Verklebun-
gen oder Verwachsungen zwischen atrophischem Trommelfell
und Paukenwand (Adhäsivprozeß, s. 6.5.). Man spricht dann
von einem teilweise oder völlig angeklatschten Trommelfell.
In derartigen Fällen kann die Differentialdiagnose Subtotaldefekt – angeklatschtes atrophisches Trommelfell – schwierig
sein. Man mache sich deshalb zur Regel, mit der Ohrlupe und
dem Siegleschen Trichter (Abb. 13) zu untersuchen. Bei abwechselnder Luftverdünnung und -verdichtung folgen zumeist
umschriebene, nicht adhärente Teile des Trommelfells der Luft-
bewegung, indem sie sich von ihrer Unterlage blasenförmig ab-
heben, ein Vorgang, der bei der allseits fest mit dem Knochen
verwachsenen Mittelohrschleimhaut nie beobachtet wird.
Besonders in den Randgebieten, an denen sich das Trommelfell vom Annulus fibrosus auf die mediale Paukenwand über-
schlägt, sind häufig derartige Bewegungen zu sehen. Man
beachte dabei genau das Gebiet der vorderen (Tubenwinkel)
und des hinteren oberen Quadranten. Bei letzterem ist die
Entfernung vom Trommelfellring zur Paukenwand – also der
frei überspannte Raum – am größten. In Zweifelsfällen ist die
vorsichtige Berührung der medialen Paukenwand mit einer
Sonde erlaubt. Liegt auf der Paukenwand ein angeklatschtes
Trommelfell, so empfindet der Patient bei der geringsten
Berührung einen stechenden Schmerz, wogegen die Schleimhaut der Paukenwand im allgemeinen wenig empfindlich ist.
Heilt eine chronische Mittelohrentzündung aus, so bleibt das
sichtbare Trommelfelloch erhalten. Trommelfellrest und Pau-
kenschleimhaut sind dann völlig reizlos, eine Absonderung
besteht nicht mehr. Es kann aber auch zur Überhäutung gro-
ßer Trommelfellöcher kommen. Der Verschluß ist dann entweder hauchzart und seidenpapierdünn, oder es wird in die
Narbe Kalk eingelagert, so daß ein derbes porzellanweißes
Aussehen zustande kommt. Im ersten Fall spricht man von
einer atrophischen Narbe, im zweiten von einer Kalknarbe.
Trockene Perforationen und Narben bezeichnet man als
Residuen.

6.5.   Prüfung der Funktionsfähigkeit der Tuba auditiva

Zur Beurteilung der Verhältnisse im Mittelohr gehört nicht
nur ein genauer Trommelfellbefund, sondern der Untersucher
muß sich auch ein Bild über den Funktionszustand der Tuba
auditiva verschaffen. Luft im Mittelohr ist die erste Voraussetzung für die Schallübertragung zum Innenohr. Fehlender
Luftnachschub aus dem Nasenrachenraum über die Tube in
das Mittelohr führt nach Aufsaugung der vorhandenen Luft
zu hochgradiger Mittelohrschwerhörigkeit und bei genügend
langem Bestehen zum Adhäsivprozeß (6.4.2.). Geringe Störungen des Luftnachschubes haben gleichfalls Hörminderungen
unterschiedlichen Ausmaßes zur Folge. Es ist deshalb bei
jeder Untersuchung des Ohres wichtig, die Luftdurchgängigkeit der Tube zu überprüfen. Hierfür stehen dem praktischen
Arzt verschiedene Verfahren zur Verfügung:

6.5.1.   Der Toynbeesche Versuch

Versuchsanordnung: Der Patient schluckt bei zugehaltener
Nase, und der Arzt beobachtet dabei am besten mit einer Lupe
(BRÜNINGS) das Trommelfell. Bei durchgängiger Tube ist
otoskopisch eine kleine Trommelfellbewegung meist besonders
deutlich im hinteren oberen Quadranten zu sehen.

Erklärung: Während des Schluckaktes bei verschlossener
Nase entsteht in der Paukenhöhle ein Unterdruck, der sich
durch eine kurzzeitige Trommelfellschwankung bemerkbar
macht.

Beurteilung: Der Versuch ist nur bei etwa 65 % der Normalhörigen positiv. Ein negativer Ausfall beweist nicht eine klinisch bedeutende Tubenwegsamkeitsstörung. Fällt der Versuch positiv aus, so beweist er allerdings mit Sicherheit die
Durchgängigkeit der Tube, was für bestimmte Fälle, z. B. für
die Diagnose einer Otosklerose, wertvoll sein kann. Es handelt
sich um einen physiologischen Versuch.

6.5.2. Der Valsalvasche Versuch

Versuchsanordnung: Nach tiefem Einatmen hält sich der Patient die Nase zu und schneuzt bei geschlossenem Mund gegen die zugehaltene Nase. Der Arzt beobachtet das Trommelfell. Bei durchgängiger Tube wölbt sich im Augenblick des Pressens das Trommelfell blitzartig und deutlich erkennbar vor.

Erklärung: Beim Schneuzen gegen die verschlossene Nase entsteht in Nase und Nasenrachenraum ein Überdruck, der durch die Tube in das Mittelohr vordringt. Bei diesem Versuch wird ein unphysiologischer nicht meßbarer Überdruck erzeugt, wie er normalerweise beim Schlucken nie entsteht. Der positive Ausfall des Versuches beweist die Durchgängigkeit der Tube für den erzeugten Druck, sagt aber nichts über das physiologische Verhalten der Tube aus.

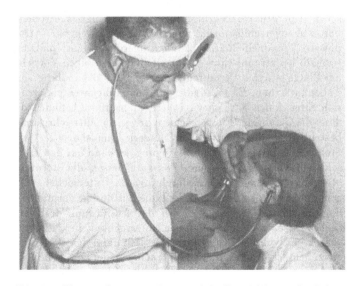

Abb. 18.   Untersuchungsanordnung bei der Durchführung des Politzerschen Verfahrens.

6.5.3. Das Politzersche Verfahren (Abb. 18)

Ein Politzerballon (vom Arzt mit der rechten Hand gehalten) wird mit der Olive in ein Nasenloch des Patienten luftdicht eingesetzt. Gleichzeitig verschließt die linke Hand des Arztes das andere Nasenloch luftdicht. In das zu untersuchende Ohr wird ein Hörschlauch eingeführt, der mit dem anderen Ende zum Ohr des Arztes geführt wird. Der Patient wird aufgefordert, laut Kuckuck oder Knorke zu rufen. Im Augenblick des Ausrufes wird der Politzerballon vom Arzt mit der rechten Hand kräftig zusammengedrückt. Tritt Luft in das Mittelohr, so hört der Arzt ein feines (dem Ohr nahes) Blasegeräusch. Unter Umständen ist deutlich der Anschlag der Luft gegen das Trommelfell in Form eines feinen zarten Knackens (Anschlagegeräusch) zu hören.

Erklärung: Durch das Sprechen von K-Lauten wird das Gaumensegel angehoben und der Nasenrachenraum gegen den Mundrachen abgeschlossen. Die mit Kraft in die Nasenhöhle eingetriebene Luft erzeugt einen erheblichen (unphysiologischen) Überdruck und dringt über die Tuben in das Mittelohr vor. Tubenverschlüsse sind auf diese Weise sprengbar. Atrophische Trommelfellnarben können allerdings dabei platzen, weshalb bei atrophischen Trommelfellveränderungen Vorsicht am Platze ist. Das Verfahren eignet sich zur Behandlung von Tubenkatarrhen. Es sollte aber nie ausgeführt werden, wenn sich Eiter in der Nase oder im Nasenrachenraum befindet, da dann die Gefahr der Eiterverschleppung in die Mittelohrräume besteht (deshalb stets vor dem Politzern Rhinoskopie!).

Steht ein 2. Beobachter zur Verfügung, so kann auf den Hörschlauch verzichtet werden und statt dessen die sicherere otoskopische Beobachtung durch den 2. Untersucher vorgenommen werden (während der 1. die Luftdusche vornimmt). Schwierigkeiten ergeben sich bei der Ausführung des Versuches zuweilen dadurch, daß der Untersuchte kein „K" sprechen kann (volkliche Eigenart). Man läßt dann den Patienten einen Schluck Wasser in den Mund nehmen, der erst nach Aufforderung geschluckt wird. Beginnt der Schluckakt (äußerlich sichtbar an dem aufsteigenden Kehlkopf!), treibt der Arzt mit dem Politzerballon, der schon vorher kunstgerecht in die Nase eingesetzt wurde, die Luft in die Nase. Man mache vorher den Patienten darauf aufmerksam, den Mund fest zu schließen, um ein evtl. Versprühen der Flüssigkeit in den Raum hinein zu vermeiden („Schlucken, nicht spucken").

Die eben geschilderten Maßnahmen sind einfache und grob orientierende Prüfverfahren. Sie sind in jeder Praxis anwendbar. Tubenverschlüsse, die sich nicht mit dem Politzerschen Verfahren überwinden lassen, gehören in die Hand des Facharztes, der noch weitere wirksame Möglichkeiten hat (Tubenkatheterismus, Sr[90]-Einlagen). Darüber hinaus sind schwierigere, an apparative Ausstattungen gebundene, quantitative und elektroakustische Meßverfahren, die zur Indikationsstellung vor operativen hörverbessernden Eingriffen heute unerläßlich sind, wohl stets nur in einer klinischen Einrichtung möglich.

6.6. Reihenfolge des Untersuchungsganges

Man beginne grundsätzlich mit der Untersuchung des rechten Ohres. Der zuerst erhobene Befund gehört dann immer zur rechten Seite. Es ist eine Erfahrungstatsache, daß der zunächst den gesamten HNO-Befund erhebende Arzt bei der nachfolgenden Niederschrift des Gesehenen sich wohl an Einzelheiten des Trommelfellbefundes erinnert, aber an dem schlichten Gegensatz rechts – links scheitert, so daß er nochmals nachsehen muß, was natürlich Zeitverlust bedeutet. Im einzelnen gehe man in folgender Reihenfolge vor:

Untersuchung der Ohrmuschel

Schwellungen, Verfärbungen, Schmerzhaftigkeit bei Berührungen, Mißbildungen usw.

Untersuchung des Gehörganges

Weite, Veränderungen an der häutigen Auskleidung, umschriebene Schwellungen, Schmerzhaftigkeit, Gehörgangsinhalt (Ohrenschmalz, Epidermispfröpfe, wäßriges Sekret, geruchloser oder übelriechender Eiter, Epithelschuppen, Cholesteatommembranen, Fremdkörper usw.), Polypen, Knochendefekte.

Untersuchung des Trommelfells

Betrachtung mit bloßem Auge: Identifizierung des Trommelfells. Hammergriff, kurzer Fortsatz, Reflex, Farbe, Transparenz, Dicke, Lagerung (eingezogen oder nicht).

Betrachtung mit dem Siegleschen Trichter: Verwachsungen bei abwechselnder Verdichtung und Verdünnung der Luft im Gehörgang (der stärkste Trichter wird luftdicht in den äußeren Gehörgang eingesetzt, und mit dem daran befindlichen Gummiball werden die Luftschwankungen in zarter Weise erzeugt!). Prüfung der Tubenfunktion: Toynbee, wenn negativ Valsalva, evtl. Politzersches Verfahren.

Fahndung nach Trommelfellöchern

Stets stelle man sich bewußt die Shrapnellsche Membran ein. Defekte im hinteren oberen Quadranten können hauptsächlich in der knöchernen Wand liegen, so daß sie im Aufblick leicht übersehen werden können (Untersuchung mit Lupe und abgebogenem Häkchen). Bei Tensadefekten ist immer die Entscheidung rand- oder mittelständig zu fällen. Deshalb gegebenenfalls wiederholte Reinigungen und saubere Darstellung der vorhandenen Verhältnisse. Endgültige Untersuchung immer mit der Lupe. Nicht auf den ersten Blick sichtbare Perforationen verraten sich zuweilen bei Untersuchung während Luftverdünnung, da dann aus den Öffnungen unter Umständen Eiter nachquillt.

Genaue Trommelfellbefunde zu erheben, verlangt eine gewisse Übung seitens des Untersuchers. Dem Anfänger, dem diese nötige Übung noch fehlt, ist zu empfehlen, sich von jeder Untersuchung eine einfache Skizze anzufertigen, aus der die wesentlichen Dinge hervorgehen. Diese Unterlagen werden bei jeder Wiederholung der Untersuchung ergänzt und verbessert. Überprüfung von Befunden in kürzeren zeitlichen Abständen sind stets außerordentlich nützlich, da erfahrungsgemäß auch der Erfahrene sich bei einer einmaligen Untersuchung täuschen kann. Regelmäßige sorgfältige Untersuchungen, verbunden mit dem persönlichen Wollen, saubere und nützliche Arbeit zu leisten, werden jedem Anfänger bald die nötige Übung in überreichem Maße bescheren.

6.7. Reinigung des Gehörganges und des Trommelfells für diagnostische Zwecke

Schwierigkeiten ergeben sich für den Untersucher, wenn Gehörgangsinhalt (Eiter, Cerumen, Cholesteatommassen, Fremdkörper) den Blick auf das Trommelfell verdeckt. Durch Reinigung des Gehörganges sind in diesen Fällen die Voraussetzungen zur Otoskopie zu schaffen. Die zweckmäßigste und für den Patienten angenehmste Art der Säuberung ist stets die sachgemäße Spülung des Gehörganges mit körperwarmem Wasser. Hierzu benötigt man eine große Spritze von 100 ml Inhalt mit stumpfem Ansatz. Der sitzende Patient drückt eine Nierenschale unterhalb des zu spülenden Ohres fest gegen seinen Hals. Der Spritzenansatz wird an den Gehörgangseingang herangeführt (nicht tief eingeführt!). Die linke Hand zieht die Ohrmuschel nach hinten oben (wie bei der Otoskopie), wobei der abgespreizte Daumen die Spritze abstützt, um im Falle einer unvorhergesehenen (schreckhaften) Kopfbewegung

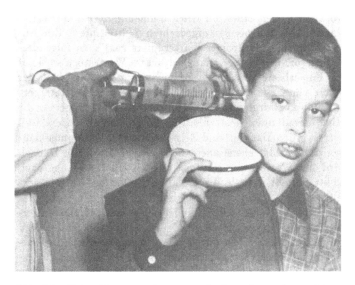

Abb. 19. Behandlungsanordnung zur Spülung des äußeren Gehörganges.

seitens des Patienten zu verhindern, daß das Ansatzstück zu tief in den Gehörgang eindringt und vielleicht Trommelfellverletzungen verursacht. Die Spülung erfolgt unter einem gewissen Druck. Das abfließende Spülwasser wird in der von dem Patienten gehaltenen Schale aufgefangen, in die hinein sich gleichzeitig der zu entfernende Inhalt entleert (Abb. 19).

Da der aus dem Ohr zurückfließende Wasserstrahl, je nach ausgeübtem Druck, unter Umständen sehr kräftig ist, kann er gelegentlich die Nierenschale übersprühen und Arzt und Patienten kräftig benässen. Deshalb lege man dem Patienten immer eine Gummischürze um die Schulter. Zu kräftiges Sprühen ist leicht zu verhindern, wenn eine rundgeschnittene, in der Mitte perforierte Zelluloid- oder Kunststoffscheibe von etwa 5 cm Durchmesser auf das stumpfe Ansatzstück gesteckt oder besser hinter das abschraubbare Ansatzstück eingefügt wird. Es gibt auch Spritzen mit einem dort angebrachten Metallteller.

Nach der Spülung ist der Gehörgang von Flüssigkeitsresten sorgfältig zu säubern. Dies geschieht am besten durch Austrocknen mittels eines auf einen dünnen gerieften Ohrwatteträger (Abb. 20a bis d) aufgedrehten Wattetupfers. Zur Anfertigung eines derartigen Wattetupfers geht man folgendermaßen vor: Ein kleines, platt gedrücktes Wattestück wird auf die Fingerbeere des linken Zeigefingers gelegt und mit der Spitze eines mit der rechten Hand gehaltenen Watteträgers fixiert, und zwar derart, daß die Spitze des Watteträgers in die Mitte des dünnen Wattefilzes zu liegen kommt (Abb. 20a). Jetzt werden Daumen und Zeigefinger unter Zusammenklappen des Filzblättchens aneinandergelegt (Abb. 20b). Danach wird der Watteträger mit der rechten Hand so lange nach rechts gedreht, bis alle Watte auf die Spitze des Watteträgers aufgedreht ist (Abb. 20c). Bei richtiger Lage der Spitze des Watteträgers (s. Abb. 20a) befindet sich an dessen Ende ein hervorragendes bauschiges pinselartiges Gebilde (Abb. 20d). Durch kurzes Hindurchziehen durch eine Flamme werden feine hervorragende Fäserchen abgebrannt, und es entsteht ein gut geformtes und saugfähiges Tupferchen. Ist die aufgedrehte Watte durchfeuchtet, so entfernt man sie nach Umhüllung mit einem kleinen Zellstoffläppchen wiederum, indem man sie zwischen Daumen und Zeigefinger der linken Hand faßt und durch drehende Bewegungen mit der rechten Hand nach links vom Watteträger abdreht.

Schwierigkeiten bieten sich dem Anfänger bei der Einführung eines Wattetupfers in den Gehörgang. Infolge des monokularen Sehens und des meist vollständigen die Sicht behindernden Verschlusses des Gehörganges beim Einführen eines Wattetupfers ist mit dem Auge die Eindringtiefe nicht abzuschätzen. Das Gefühl, mit der Spitze des Wattetupfers vor dem Trommelfell zu sein, muß erst durch Übung erworben werden. Um Verletzungen zu vermeiden, befleißige man sich stets eines gefühlvollen und zarten Vorgehens. Vor allen Dingen achte man darauf, daß sich vor der Metallspitze des Watte-

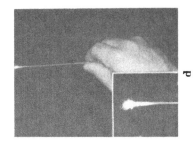

d

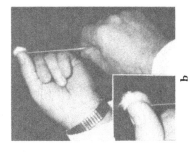

c

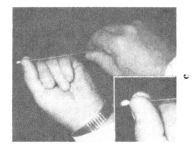

b

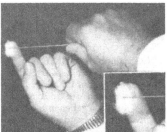

a

Abb. 20. Die sachgemäße Herstellung eines Wattetupfers zur Reinigung des äußeren Gehörganges. Die einzelnen Phasen des Herstellungsvorganges (a bis d) sind im Text genau beschrieben.

trägers eine genügende Menge Watte befindet (vgl. Abb. 20 a).
Der Watteträger wird mit der rechten Hand in den Gehörgang
eingeführt. Man hält ihn dabei wie einen Federhalter zwischen
Daumen, 2. und 3. Finger. Meist sind nach einer vorange-
gangenen Spülung zur völligen Auftrocknung von Wasser-
resten mehrere Wattetupfer nötig, so daß eine wiederholte
Anfertigung durchgeführt werden muß. Um die Entfernung
der nassen Watte vom Watteträger schnell ausführen zu
können, lege man sich eine entsprechende Menge kleiner Zellstoffläppchen bereit.

Bei der Fahndung nach Trommelfellperforationen genügt zuweilen die einfache Ausspülung mit der großen Ohrenspritze
nicht. Zähes Exsudat, z. B. im Bereich der Shrapnellschen
Membran, bleibt unter Umständen fest haften. In diesen Fällen
ist eine Spülung mit dem Hartmannschen Paukenspülröhr-
chen nützlich. Diese Röhrchen (Abb. 21 a) gibt es mit geradem

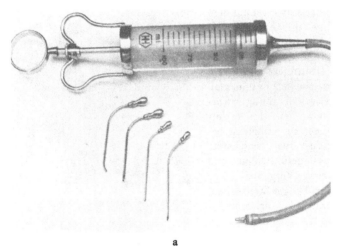

a

Abb. 21. Fahndung nach Trommelfellöchern mittels Hartmannschen
Paukenspülröhrchens. a. Zur Spülung benötigtes Instrumentarium.
b. Untersuchungsanordnung. c. Das Schema zeigt, wie das Ende des
Röhrchens während des Spülvorganges vor dem fraglichen Perfora-
tionsgebiet liegt. Gegebenenfalls kann mit einem abgebogenen Röhrchen durch ein vorhandenes Trommelfelloch eingegangen und eine
Einschmelzungshöhle ausgespült werden.

und abgebogenem Ende. Sie werden mit einem Gummischlauch an eine große Ohrenspritze, wie man sie für gewöhnliche Gehörgangsspülungen verwendet, angeschlossen. Der Arzt richtet das Spülröhrchen unter Sicht des Auges auf die zu reinigende Stelle, während eine Hilfsperson die Ohrenspritze in kräftiger Weise bedient. Der scharfe Strahl, der infolge seines geringen Durchmessers keinen Schaden stiften kann, reinigt das fragliche Gebiet.

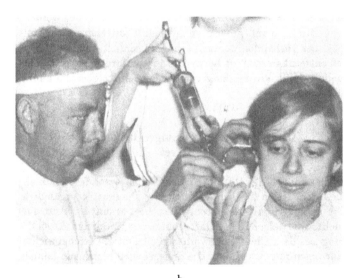

b

Mit einer sog. geraden Paukenspülung (vgl. Abb. 21a) gelingt es, Eiterkrusten etwa im Bereich der Shrapnellschen Membran sauber zu entfernen, so daß darunter verborgene Perforationen sichtbar werden. Der Spülstrahl wird dabei direkt

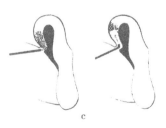

c

auf die Gegend über dem kurzen Fortsatz gerichtet. Mit einer abgebogenen Paukenspülung kann man durch eine Perforation mit dem Spülröhrchen eingehen und eine hinter dem Trommelfelloch verborgene Einschmelzungshöhle ausspülen. Aus dem Spülinhalt (Cholesteatomschuppen, Cholesteatommembran) lassen sich weitere diagnostische Hinweise gewinnen (Abb. 21c).

Zum Schluß dieses Abschnittes sei noch die Frage beantwortet: Wann ist eine Ohrspülung erlaubt? Grundsätzlich gilt: Jedes laufende Ohr darf gespült werden. Bei nicht laufendem Ohr darf trockener Inhalt (Cerumen, nicht quellende Fremdkörper) ebenfalls stets durch Spülung entfernt werden, wenn in der Anamnese keine Ohrenerkrankungen angegeben werden. Sind Hinweise auf früher durchgemachte Mittelohrentzündungen aber vorhanden, so darf Gehörgangsinhalt nur instrumentell entfernt werden, da bei evtl. Dauerperforationen im Trommelfell durch die Spülung eine erneute Mittelohrentzündung ausgelöst würde.

6.8. Diagnostische Erwartungen bei der Untersuchung des Ohres

Erkrankungen der Ohrmuschel sind ohne besondere Maßnahmen dem freien Blick und damit der Diagnostik zugänglich. Die Hauptgründe, um derentwillen ein Patient den Arzt aufsucht, sind folgende: 1. Ohrenschmerzen, 2. eitrige Absonderung aus dem Ohr, 3. Schwerhörigkeit und 4. Gleichgewichtsstörungen mit Schwindel. Die angegebenen Merkmale können allein im Vordergrund stehen oder wechselseitig miteinander verknüpft vorkommen. Im einzelnen sind zu erwarten:

6.8.1. Ohrenschmerzen

Sie werden bei entzündlichen Erkrankungen des äußeren Gehörganges (Furunkel), des Mittelohres (Otitis media acuta, besonders ante perforationem) und bei der Mastoiditis als einer Verwicklung der akuten Mittelohrentzündung angetroffen. Der Gehörgangsfurunkel befindet sich nur im behaarten Teil des äußeren Gehörganges, ist stark schmerzhaft (beim Sprechen, Kauen, Gähnen und bei Zug an der Ohrmuschel) und am

Gehörgangseingang meist als kleines halbkugeliges Gebilde sichtbar. Die akute Mittelohrentzündung ist mit Eiterabsonderung post perforationem und einer Mittelohrschwerhörigkeit vergesellschaftet. Den typischen Trommelfellbefund vgl. 6.4.2. Die manifeste Mastoiditis, ebenfalls mit eitriger Absonderung und Mittelohrschwerhörigkeit verknüpft, ist kenntlich an Subperiostalabszessen, die sich über den typischen Durchbruchstellen befinden (Planum mastoideum, medialer Anteil der Warzenfortsatzspitze, hinterer Anteil des Jochbogens und hinterer oberer Anteil des knöchernen Gehörganges). Die latente Form kann nur auf Grund des Krankheitsverlaufes vermutet werden (Wiederauftauchen des pulsierenden Reflexes, zunehmende Eiterabsonderung, sturzartiges Nachlassen des Hörvermögens, Röntgenbild, schlechtes Allgemeinbefinden usw.).

6.8.2. Eitrige Absonderung

Eine wäßrig-schmierige Absonderung beobachtet man bei der meist juckenden Otitis externa diffusa (Gehörgangsekzem). Sorgfältige Überprüfung des Trommelfells und des Hörvermögens (normal!) läßt stets die richtige Diagnose stellen. Eitrige Absonderung gehört ferner zur chronischen Otitis. Die Knocheneiterung (Trommelfelldefekte s. 6.2.4.) ist von einer übelriechenden (nach Schweißfuß duftenden), rahmigen Eiterung begleitet. Die Schleimhauteiterung hingegen besitzt einen geruchlosen, fadenziehenden Eiter. Starke Absonderung rahmigen, geruchlosen Eiters kann ferner zum Bild der akuten Mittelohrentzündung (mikroskopisch kleines, dem bloßen Auge nicht sichtbares Trommelfelloch!) gehören, unabhängig davon, ob bereits eine Mastoiditis vorhanden ist oder nicht.

6.8.3. Schwerhörigkeit

Sie kann der Hauptgrund sein, warum ein Patient sich an den Arzt wendet, ohne daß Schmerzen oder entzündliche Erscheinungen vorhanden wären. In diesen Fällen ist zwischen einer

Mittelohr- oder Schalleitungsschwerhörigkeit und einer Innen-
ohr- oder Schallempfindungsstörung zu unterscheiden (vgl.
Abschnitt Hörprüfungen). Eine Mittelohrschwerhörigkeit
wird durch einen völligen Gehörgangsverschluß (Epidermis-
pfropf), durch Tubenventilationsstörungen oder Tubenverschluß (Trommelfellbefund s. 6.4.2.), durch eine Otosklerose
oder auch durch Residuen (s. 6.4.2.) verursacht. Der Innenohrschwerhörigkeit liegen verschiedene auslösende Ursachen
zugrunde: Infektionskrankheiten (bakteriell: Scharlach,
Diphtherie, Meningokokkenmeningitis u. a.; virogen: Poliomye-
litis, Grippe, Herpes oticus, Masern, Mumps u. a.; ferner Lues),
Intoxikationen (Streptomyzin, Kanamyzin, Aspirin, Chinin,
Nikotin, Alkohol u. a.; endogen: Diabetes, Nephritis u. a.),
akuter Hörsturz, Lärmexposition im Beruf und Altersabbau.

6.8.4. Schwindel

Anfallsweise auftretender Drehschwindel (Nystagmus!), verbunden mit einseitiger Innenohrschwerhörigkeit und Ohren-
rauschen auf der betroffenen Seite bei normalem Trommelfellbefund, sind die typischen Kennzeichen eines sog. Ménière-
schen Symptomenkomplexes. Er entsteht als Begleiterschei-
nung zentraler Erkrankungen, wie Kleinhirnbrückenwinkel-
geschwülsten, Arteriosklerose, Lues usw., oder als selbständiges
Krankheitsbild, das noch nicht vollständig geklärt ist (endo-
lymphatischer Hydrops infolge Störungen von Sekretion und
Resorption des Labyrinthwassers). Schwindel mit Labyrinth-
reizerscheinungen unterschiedlichen Grades entsteht ferner
durch eine Labyrinthitis. Breitet sich die Infektion schlagartig über die gesamten Innenohrräume aus (Labyrinthitis
diffusa), entstehen naturgemäß sehr stürmische Erscheinungen; wird der Einbruch in der nächsten Umgebung der Ein-
bruchsstelle abgeriegelt (Labyrinthitis circumscripta, entsteht
meist durch Arrosion des horizontalen Bogenganges bei einem
Cholesteatom), so sind die Erscheinungen zuweilen äußerst
mild und können erst durch besondere Untersuchungsmethoden nachgewiesen werden (Fistelsymptom, s. 19.3., Druckreizprüfung).

6.9.   Vorgehen in der allgemeinen Praxis

Die angegebenen Hauptsymptome lassen folgendes Vorgehen
bei einer Untersuchung empfehlenswert erscheinen:
Ein Gehörgangsfurunkel mit starker Schmerzhaftigkeit kann
von akuten und chronischen Mittelohrentzündungen ausgelöst
sein. Deshalb ist routinemäßig stets eine genaue Untersuchung
des Trommelfells erforderlich. Bei starker Verschwellung des
Gehörgangeinganges nehme man einen dünnen Trichter (Einführung meist stark schmerzhaft!) und versuche, sich einen
Überblick über das Trommelfell zu verschaffen. Gelingt es
nicht, zu einem klaren Beobachtungsergebnis zu kommen
(ungenügende Bewegungsmöglichkeit des Trichters infolge der
starken Schmerzhaftigkeit, oberflächlich mazeriertes Trommelfell, fest klebende Absonderungen), so schließe man bei
liegendem Trichter (Totalverschluß des Gehörganges infolge
von Verschwellungen verursacht eine Mittelohrschwerhörigkeit) eine Hörprüfung für Flüster- und Umgangssprache an.
Bei verhältnismäßig gutem oder normalem Hörvermögen darf
die endgültige Trommelfelluntersuchung bis zum Abklingen
der akuten Erscheinungen aufgeschoben werden. Man ver-
gesse sie aber nie.
Absonderungen aus dem Ohr sollten immer der Anlaß sein,
nach Trommelfellöchern zu suchen (Lupe, Sieglescher Trichter: Ansaugen, exakte Reinigungen evtl. mit Paukenspülröhr-
chen, vgl. 6.4.2., 6.5. und 6.6.). Starker Juckreiz und normales
Hörvermögen weisen auf eine isolierte Erkrankung des Gehörganges hin, aber auch sie werden zuweilen durch geringe Absonderungen aus kleinem Trommelfelloch bei chronischer
Otitis media unterhalten. Eine Schwerhörigkeit bei entzün-
dungsfreiem Trommelfell und freiem Gehörgang muß immer
zunächst klassifiziert werden. Liegt eine Mittelohrschwerhörigkeit bei normal gelagertem Trommelfell und positivem Toyn-
beeschen oder Valsalvaschen Versuch vor, sollte stets mit der
Verdachtdiagnose Otosklerose eine Überweisung zum Facharzt vorgenommen werden, der dann zu entscheiden hat, ob
bei bestätigter Diagnose evtl. ein hörverbessernder Eingriff
vorgenommen werden kann. Keinesfalls überlasse man derartige Patienten ihrem Schicksal.

Die endgültige Diagnose „Menièrescher Symptomenkomplex" sollte dem Facharzt überlassen werden. In jedem Fall muß eine genaue neurologische Untersuchung verlangt werden, um folgenschwere Irrtümer zu vermeiden. Das gleiche gilt für den akuten Hörsturz, bei dem ein plötzlicher schlagartig einsetzender Innenohrausfall, verbunden mit Schwindel, ein ernstes Krankheitsbild hervorruft. Die zuletzt genannte Erkrankung gehört sofort in stationäre klinische Behandlung.

7. Die Untersuchung des äußeren Halses

7.1. Untersuchungsgegenstand

Fast ein Drittel von insgesamt rund 460 Lymphknoten des menschlichen Körpers befindet sich im Bereich des Kopfes und des Halses. Es werden oberflächliche und tiefe Lymphknotengruppen unterschieden (Nodi lymphatici cervicales superficiales et profundi). Nur wenige Knoten haben eine oberflächliche Lage. Hierzu sind die Knoten am Unterrand der Ohrspeicheldrüse und im oberen hinteren Winkel des Trigonum caroticum im Bereich der Wurzel der V. jugularis externa zu rechnen. Desgleichen dürfen die wenigen oberflächlichen Knoten im seitlichen Halsdreieck zu dieser Gruppe hinzugezählt werden. Ihr Einzugsgebiet erstreckt sich auf einen kleinen Teil der Halshaut, die Ohrmuschel, die Ohrspeicheldrüse und die Wangenhaut. Ihnen vorgeschaltet sind die Nn. lymphat. auriculares ant. et post., parotidei, submandibulares und submentales.

Alle oberflächlichen Lymphgefäße und Lymphknoten ergießen ihre Lymphe in die tiefen Halslymphknoten (Nn. lymphatici cervicales profundi). Sie liegen unter dem M. sternocleidomastoideus und folgen kettenförmig angeordnet dem Verlauf der V. jugularis int. Die Knoten zwischen der Teilungsstelle der A. carotis comm. und der Schädelbasis bezeichnet man als Nn. lymph. cervicales profundi superiores, die kaudal davon liegende Kette als Nn. lymph. cervicales profundi inferiores. In ihnen wird fast die gesamte Lymphe des Kopfes und des Halses gesammelt, wobei die oben genannten oberflächlichen Halslymphknoten wiederum dieser tiefen zentralen Gruppe vorgeschaltet sind. Sie nehmen außerdem als erste Station die Lymphe der Kopf- und Halseingeweide auf (Pharynx, Ösophagus, Larynx). Im Trigonum caroticum überschreiten sie den Vorderrand des M. sternocleidomastoideus nach vorn, weiter kaudal, dessen Hinterrand nach dorsal (Supraklavikularknoten). Etwa 60 Knoten, verbunden durch ein Lymphgefäßgeflecht, bilden den sog. Plexus jugularis. Aus diesem entwickelt sich der Truncus jugularis, der sich auf der rechten Seite mit dem Truncus subclavius vereint und als Ductus lymphaticus dexter in den rechten Venenwinkel mündet. Auf der linken Seite ergießt sich der Truncus jugularis unmittelbar in den Ductus thoracicus, der seinerseits nach Aufnahme des linken Truncus subclavius in den linken Venenwinkel mündet.

7.2.   Untersuchungstechnik

Die geringe Größe eines normalen unveränderten Lymphknotens und seine Einbettung in lockeres Fettgewebe bringen es mit sich, daß er beim Gesunden stets unsichtbar bleibt. Deshalb bedeuten Sichtbar- und Tastbarwerden von Lymphknotenkonturen am Hals immer eine beträchtliche Vergrößerung des betreffenden Knotens.

Zur Feststellung von Lymphknotenvergrößerungen bedient man sich der bimanuellen Palpation. Der Arzt tritt hinter den

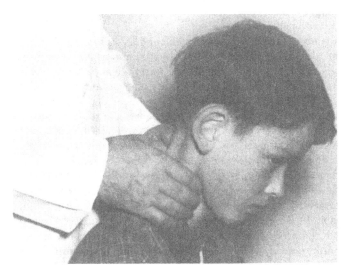

Abb. 22. Betastung des Halses zur Suche nach vergrößerten Lymphknoten oder Lymphknotengruppen.

Patienten und tastet mit beiden Händen (2. bis 5. Finger) den Verlauf der Gefäßscheide am Vorderrand des M. sternocleidomastoideus ab (Abb. 22). Der Kopf des Patienten ist dabei zur Entspannung der Halsmuskulatur leicht nach vorn gebeugt. Nach Betasten der tiefen Lymphknotengruppen (Nn. lymphat. cervicales prof.) untersucht man planmäßig der Reihe nach die vorgeschalteten oberflächlichen Gruppen: Nn. lymphatici submentales, submandibulares, parotidei, prae-, infra- und retroauriculares, die Lymphknotengruppen im seitlichen Halsdreieck und die supraklavikulären Knoten. Am besten wird nach Abtasten der Gefäßscheide zwischen Warzenfortsatz und Schlüsselbein der Reihe nach der Mundboden, das Gebiet um das Ohr einschließlich Parotis, der seitliche Hals bis zum freien Trapeziusrand und das Supraklavikulargebiet gesondert und sorgfältig mit den Fingerspitzen durchpalpiert. Die Feststellung eines tastbaren Knotens verlangt in jedem Fall eine genaue Erklärung seiner ursächlichen Entstehung.
Im einzelnen müssen folgende Feststellungen getroffen werden:
1. Welchem Halsgebiet gehören die tastbaren Knoten an? Gefäßscheide, seitliches Halsdreieck, Mundboden usw.
2. Welches Einzugsgebiet ist dem getasteten Knoten zuzuordnen? Zungenkörper, Hypopharynx, Epipharynx, Tonsille usw.
3. Schmerzhafte oder indolente Knoten?
4. Konsistenz (weich mit Fluktuation oder hart) und Beziehungen der verschiedenen Knoten zueinander (gut gegeneinander abgegrenzt oder miteinander verbacken).
5. Verschieblichkeit der Knoten gegen die Unterlage und gegen die darüberliegende Haut.

7.3. Diagnostische Erwägungen bei der Untersuchung des äußeren Halses

Schwellungen im Bereich des äußeren Halses haben vielfältige Ursachen und bedürfen in jedem Fall einer sorgfältigen Klärung. Die Reihe der auslösenden Ursachen reicht von der unspezifischen Lymphadenitis über die tuberkulösen Lymphknotenerkrankungen bis zu den Lymphknotenvergrößerungen bei der infektiösen Mononukleose (PFEIFFER), den Röteln, der

Listeriose und der Toxoplasmose. Weiterhin sind die Lympho-
granulomatose, das großfollikuläre Lymphoblastom (BRILL-
SYMMERS), das Retikulosarkom, das Lymphosarkom und die
Leukosen zu nennen. Für das HNO-Fachgebiet von erstrangiger Wichtigkeit sind Krebsabsiedlungen in die regionären
Lymphknoten. Sie treten oft bereits in Erscheinung, lange
bevor die Primärgeschwulst Beschwerden verursacht.

Merksatz: Ein derber, nicht druckschmerzhaft vergrößerter
Halslymphknoten bei einem älteren Menschen ist bis zum
Beweis des Gegenteiles immer krebsverdächtig. „Älter" in
diesem Zusammenhang ist ein Mensch, der das 30. Lebensjahr
überschritten hat.

Die Feststellung einer knotenförmigen Schwellung am Hals
erfordert deshalb in jedem Fall vom Arzt die planmäßige
Untersuchung der in Frage kommenden möglichen Quellgebiete. Für klinische Zwecke ergeben sich auf Grund der
Einzugsgebiete verschiedener Lymphknotengruppen (vgl. Tabelle 1) bestimmte Verhaltensweisen.

Tabelle 1. Die regionären Einzugsgebiete der Lymphknotengruppen
im Kopf-Hals-Bereich

Lymphknoten-gruppe	Einzugsgebiet	Abfluß
Nn. lymphat. submentales	Mittlerer Anteil der Lippen, Schneidezähne mit zugehörigem Zahnfleisch, Zungenspitze	Submandibu-lare Lymph-knoten
Nn. lymphat. submandibu-lares	Seitlicher Anteil der Lippen, äußere Nase, Wangen (Haut und Schleimhaut), medialer Anteil der Lider, Zähne mit Zahnfleisch, Zungenkörper, Mundboden	Tiefe Hals-lymphknoten: Nn. lymphat. cervicales profundi
Nn. lymphat. parotidei (sub-kutan-extra-kapsuläre, in-traglanduläre und subauriku-läre Lymph-knoten)	Ohrspeicheldrüse, Kopfhaut, Oberlid, Tränendrüse, laterale Hälfte des Unterlides, gele-gentlich Nasenflügel und Ober-lippe. Ohrmuschel, äußerer Gehörgang, Trommelfell, Teile der Tube	Tiefe Hals-lymphknoten

Lymphknoten-gruppe	Einzugsgebiet	Abfluß
Nn. lymphatic. retroauriculares	Hinterfläche der Ohrmuschel, benachbarte Kopfhaut, Paukenhöhle und Trommelfell	Tiefe Halslymphknoten
Nn. lymphatic. occipitales	Behaarte Haut des Hinterkopfes, Nackenweichteile	Oberflächliche Halslymphknoten, Nn. lymphat. cervicales superficial.
Nn. lymphatic. cervicales superficialis	Äußere Haut, nn. lymph. occipital., nn. lymphat. nuchales, zuweilen nn. lymph. cervicales prof. sup.	Nodi cervicales prof.
Nn. lymphat. supraclaviculares	Vordere und seitliche Halshaut, Brustwandweichteile einschließlich Gegend der Mamille, zuweilen Oberarmweichteile	Truncus jugularis und Ductus thoracicus
Nn. lymphatic. retropharyngei	Naseninneres, Nasennebenhöhlen, Teile des Gaumens und Gaumensegels, Epi- und Mesopharynx, Mittelohr	Nn. lymph. cervicales prof. (subdigastrische Anteile)
Nn. lymphat. prae- und paralaryngo-tracheales	Je nach Höhe: Epiglottis, aryepiglottische Falten, Hypopharynx, Stimmband, subglottischer Raum, Schilddrüse, Hinterwand des subglottischen Raumes, Luftröhre und Speiseröhre	Überwiegend in die Nn. lymphat. cervicales prof. Teil in die supraklavikulären und tiefen paratrachealen Lymphknoten
Nn. lymphatici cervicales prof.		
Obere Gruppe entlang der V. jugularis zwischen hinterem Digastrikusbauch und Zwischensehne des M. omohyoideus	Nasenrachenraum (besonders oberster Knoten zwischen aufsteigendem Unterkieferast und Warzenfortsatz). Tonsillen (Unterkieferwinkellymphknoten, subdigastrisch). Nebenhöhlen, Gaumen, Zunge, Oropharynx (häufig nach Passage durch vorgeschaltete retropharyngeale und submandibuläre Lymphknoten).	Über untere Gruppe in den Truncus jugularis

Lymphknoten-gruppe	Einzugsgebiet	Abfluß
	Kehlkopfeingang, Hypopharynx, Eingang der Speiseröhre. Glottis, subglottischer Raum, Luftröhre, obere Anteile der Schilddrüse (häufig nach Passage der Nn. lymphat. prae- und paralaryngo-tracheales)	
Untere Gruppe entlang der V. jugularis unterhalb der Zwischensehne des M. omohyoideus	Untere Schilddrüsenanteile, subglottischer Raum, Luftröhre, Hypopharynx und Speiseröhreneingang	Truncus jugularis Beziehungen zu den supraklavikulären Lymphknoten

Es erfordern:

1. Schwellungen im Bereich des Mundbodens zwischen den horizontalen Unterkieferästen die genaue Untersuchung des Unterzungengrundes, der Zungenspitze und der Lippen (vgl. Tabelle 1).

2. Schwellungen im Bereich der Submandibularisloge die Untersuchung des Mundbodens, des Zungenkörpers und der äußeren Nase (Vestibulum nasi, vgl. Tabelle 1). Vergrößerte Lymphknoten sind palpatorisch nicht von Erkrankungen, die mit Vergrößerungen der Unterkieferspeicheldrüse einhergehen (häufig Sialolithiasis), zu unterscheiden. Die Überprüfung der dazugehörigen Quellgebiete ist deshalb – neben der Sialographie – differentialdiagnostisch von erstrangiger Bedeutung.

3. Schwellungen im Bereich der Ohrspeicheldrüse nicht nur die Betrachtung der äußeren Haut des Kopfes, sondern auch die Untersuchung der inneren Nasen und ihrer Nebenhöhlen und die Überprüfung von äußerem Gehörgang und Trommelfell.

4. Schwellungen zwischen Warzenfortsatz und aufsteigendem Unterkieferast die Untersuchung des Nasenrachenraumes nach den in den Abschnitten 3.2. und 3.5. angegebenen Regeln. Bei

bösartigen Geschwülsten dieses Gebietes finden sich Lymphknotenmetastasen, besonders im Bereich des oberen Drittels
des M. sternocleidomastoideus, auch an und hinter dessen
Hinterrand. Man erinnere sich aus der Klinik, daß Nasen-
rachenkarzinome besonders schnell und frühzeitig metastasieren, ohne daß das Ursprungsgebiet der Geschwulst irgend-
welche Erscheinungen macht.

5. Schwellungen im oberen Karotisdreieck hinter dem Kieferwinkel (Nn. lymphat. cervicales prof., vgl. Tabelle 1) die Untersuchung der Mandeln, des Zungengrundes und des Kehlkopfeinganges. Für die Mandeln und den Zungengrund erinnere
man sich, daß bei Entwicklung einer bösartigen Geschwulst
in den Krypten der Mandeln oder in den Zungenbälgen des
Zungengrundes die Geschwulst unter Umständen nicht sichtbar ist, sondern nur mit dem Finger in der Tiefe des Gewebes
ertastet werden kann. Deshalb ist bei Geschwulstverdacht
wegen fraglicher Lymphknotenmetastasen am Hals eine Untersuchung der entsprechenden Quellgebiete in Mandel und Zungengrund ohne tastenden Finger ein Kunstfehler. Dazu gehört
ferner die Untersuchung des Kehlkopfeinganges mit dem Kehlkopfspiegel (s. 5.5.). Auch Karzinome sowohl der lingualen als
auch der laryngealen Kehldeckelseite und des Sinus piriformis
metastasieren häufig und frühzeitig.

6. Schwellungen im Bereich der kaudalen Hälfte des M. sternocleidomastoideus und in den mittleren Anteilen des vorderen Halses vom Kehlkopf an abwärts die Untersuchung des
Kehlkopfes, des subglottischen Raumes, der Luftröhre, der
Schilddrüse und des Speiseröhreneinganges.

7. Schwellungen im Bereich der Supraklavikularlymphkno-
ten die Untersuchung der Organe des Thorax und bei links-
seitigem Befall auch die der Bauchorgane („Virchowsche Drüse"
entstanden über den Ductus thoracicus).
Eine routinemäßig durchgeführte sorgfältige Fahndung nach
Primärherden bei schmerzlosen Lymphknotenvergrößerungen
am Hals bewahrt den Untersucher vor groben diagnostischen
Fehlgriffen. Bringt die Suche kein greifbares Ergebnis, so ist
das Wesen der Erkrankung in jedem Fall ohne aufschiebende
Beobachtung zu ergründen. Bei Erfolglosigkeit aller diagno-

stischen Bemühungen muß der verdächtige Knoten ausge-
schält und einer feingeweblichen Untersuchung durch den
Fachpathologen zugeführt werden.

Nur auf diese Weise können bösartige Erkrankungen von ähnlich aussehenden harmlosen Veränderungen (mediane und
laterale Halszyste) unterschieden werden. Die Ausschälung
eines krankhaft vergrößerten Lymphknotens stellt bei sach-
gemäßer Ausführung keine Gefahr für den Patienten dar und
darf als ein zumutbarer Eingriff angesehen werden.

Teil II

DIE WICHTIGSTEN RÖNTGENOLOGISCHEN UNTERSUCHUNGSVERFAHREN

von Dr. Dr. med. W. Möbius

Die Röntgenuntersuchung des Schädels im allgemeinen und die der Nebenhöhlen und des Schläfenbeines im besonderen hat seit den Untersuchungen der Wiener Schule (Schüller 1905, Die Schädelbasis im Röntgenbild; E. G. Mayer 1930, Otologische Röntgendiagnostik) stetig an Bedeutung gewonnen. Dies zeigt der Ausbau der Methodik in den einzelnen Fachdisziplinen. Eine gewisse Zersplitterung der Schädeldiagnostik durch Eingliederung dieser Untersuchungsmethoden in die Diagnostik der einzelnen klinischen Fachdisziplinen ergab sich aus der Erkenntnis, daß sich die Röntgenuntersuchung besonders der Organe des Schädels stets in die übrigen klinischen Befunde einreihen muß. Allerdings ist die Auswertung und Beurteilung von Schädelröntgenbildern immer schwierig, auch bei technisch guten Aufnahmen.

8. Schwierigkeit der Einstelltechnik am Schädel

Der Schädel ist aus einer Vielzahl verschieden großer Knochen und Knöchelchen zusammengesetzt, die sehr unregelmäßige Formen haben. Außerdem sind sie teils dicht nebeneinander und übereinander gelagert. Deshalb sind die meisten Schädelknochen einzeln überhaupt nicht darzustellen. Auch die üblicherweise geforderte Untersuchung in 2 Ebenen ist im strengen Sinne nicht möglich.

Nicht nur die Aufnahmetechnik, auch die Auswertung der Schädelaufnahmen ist aus den oben genannten Gründen mit Schwierigkeiten verbunden. Es muß deshalb bei allen Schädelaufnahmen eine exakte Aufnahmetechnik gefordert werden, um eine Reproduktion der Aufnahmen zu ermöglichen, die

91

nicht nur bei unklaren Befunden, sondern auch zur Verlaufsbeobachtung erforderlich ist.
Deshalb sollen einige Vorbedingungen für das Zustandekommen guter Schädelaufnahmen erwähnt werden:

8.1. Die Lagerung erfolgt mit Hilfe am Schädel festgelegter Ebenen (Abb. 23)

8.1.1. Medianebene

Sie teilt den Körper bzw. Schädel in die rechte und linke Hälfte.

8.1.2. Deutsche Horizontale (DH)

Sog. Ohr-Augen-Ebene, sie verläuft durch Tragus und Orbitalpunkt. Letzterer liegt eine Lidspaltenbreite unter dem ungezwungen geöffneten, geradeaus blickenden Auge.

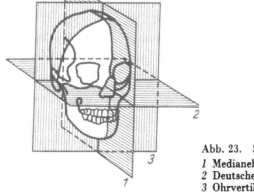

Abb. 23. Schädelebenen
1 Medianebene
2 Deutsche Horizontale
3 Ohrvertikale

8.1.3. Ohrvertikale

Sie verläuft durch den Porus acusticus externus beider Seiten und teilt den Schädel in eine vordere und hintere Hälfte.

8.2. Die Verzerrung des Objektes ist abhängig von der Projektion

Da die Röntgenstrahlen ein divergentes Strahlenbündel bilden und damit die Gesetze der Zentralprojektion (vgl. Zentralstrahl ist der Strahl, der durch die Mitte der Blende geht) maßgeblich sind, müssen wir folgende Projektionen unterscheiden:

8.2.1. Die senkrechte Zentralprojektion

Hier trifft der Zentralstrahl stets senkrecht auf die Bildebene. Dadurch ist die Vergrößerung des Objektes nur vom Film-Fokus-Abstand und vom Objekt-Film-Abstand abhängig, nicht aber von der Projektion.

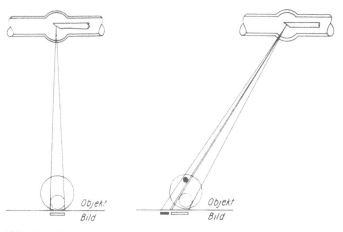

Abb. 24 a. Senkrechte
Zentralprojektion

Abb. 24 b. Schräge Zentralprojektion

8.2.2. Die schräge Zentralprojektion

Diese Projektion erscheint günstiger, wenn ein Objekt von einem im Strahlengang darüberliegenden, stärker schattengebenden Körperteil verdeckt wird. So werden beide Teile auseinanderprojiziert, der Zentralstrahl erreicht die Filmebene jedoch schräg. Dadurch wird das Objekt gegenüber der senkrechten Zentralprojektion verzerrt abgebildet (exzentrischer Strahlengang) (Abb. 24).

8.3. Die Güte der Röntgenaufnahme

Sie wird weiter durch folgende Faktoren bestimmt:

8.3.1. Objekt-Film-Abstand und Film-Fokus-Abstand

Das Objekt wird geringfügig verzerrt wiedergegeben, wenn die Vergrößerung klein gehalten werden kann (und zwar durch kleinen Objekt-Film-Abstand und großen Film-Fokus-Abstand [FFA]).

8.3.2. Spannung und Belichtungszeiten

Da die Röntgenstrahlen durch die beim Schädel beachtliche Knochendicke eine starke Intensitätsverminderung erfahren, sind für Schädelaufnahmen eine relativ hohe Spannung (ca. 65 bis 70 kV) und bei zu großem FFA lange Belichtungszeiten erforderlich (dadurch Gefahr des Verwackelns!). Deshalb hat sich für Schädelaufnahmen ein FFA von nicht kleiner als 90 cm und nicht viel größer als 100 cm als zweckmäßig erwiesen.

8.4. Die Beseitigung der Streustrahlen

Eine Unschärfe im Randgebiet wirkt sich bei Schädelaufnahmen sehr nachteilig aus und ist deshalb besonders zu beachten. Diese Unschärfe ist von der Streustrahlenmenge abhängig.

94

8.4.1.   Frage des Tubus

Aus diesem Grunde ist das Nutzstrahlenbündel durch Hinter-
blenden so klein wie möglich zu gestalten, um die bestrahlte
Fläche und damit die im Objekt entstehende Streustrahlung
so klein wie möglich zu halten. Verwendung finden Tubusse,
und zwar je nach Art und Größe des Objektes von verschieden
großem Durchmesser (z. B. NNH-Tubus: äußerer Durchmesser
9 cm, innerer Durchmesser 2 cm, Länge 90 cm; Ohrtubus:
äußerer Durchmesser 7 cm, innerer Durchmesser 1,5 cm, Länge
100 cm), oder Tiefenblenden (Ersatz für eine Reihe von Tubus-
sen – Lichtvisier).

8.4.2.   Vorderblenden

Die im Objekt entstandenen Streustrahlen werden durch
Vorderblenden beeinflußt (Bucky-Blende). Es ist zu beachten,
daß Bucky-Blenden nur für einen bestimmten FFA verwendet
werden können, da für andere Entfernungen auf Grund der
Schrägstellung der Lamellen auch die Direktstrahlung absor-
biert wird.

9. Die Darstellung der Nase und der Nasennebenhöhlen (NNH)

9.1. Zur Entwicklungsgeschichte und Anatomie

Um den Zustand der NNH beurteilen zu können, ist es notwendig, mit ihrer topographischen Anordnung und daraus folgend ihrer Darstellungsmöglichkeit im Röntgenbild vertraut zu sein.

Der Gesichtsschädel wird von der Nasenhöhle aus weitgehend pneumatisiert, die NNH stehen daher mit ihr in Verbindung.

Da die Pneumatisation großen individuellen Schwankungen unterliegt, sind die NNH nach Form und Größe bei jedem Menschen verschieden und auch bei demselben Menschen rechts und links von ungleicher Ausdehnung. Die NNH heben sich durch ihren Luftgehalt vom umgebenden Knochen ab, ihre Auskleidung besteht aus einer feinen Schleimhautmembran. Jede Schwellung der Schleimhaut und jede Herabsetzung des Luftgehaltes läßt sich damit im Röntgenbild erfassen.

Wir unterscheiden die in Abb. 25 wiedergegebenen Nasennebenhöhlen, die schematisch von der Seite gesehen in einem Kreuz zueinander angeordnet sind. Ohne auf anatomische Einzelheiten einzugehen, sollen einige Besonderheiten sowie Bemerkungen folgen, die sich u. a. mit den Beziehungen zu den Nachbarschaftsorganen befassen und damit für die Beurteilung der Röntgenbilder von Bedeutung sind.

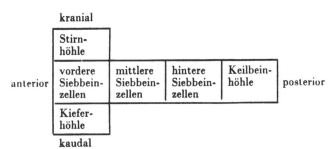

Abb. 25.　Schematische Anordnung der Nasennebenhöhlen

Die Stirnhöhlen liegen oberhalb der Nasenwurzel und ziehen in wechselnder Größe über die Augenhöhlen hinweg. Die Dicke der Knochenwände ist verschieden. Während die Vorderwand (Lamina externa des Stirnbeines) relativ stark ist, entspricht die Hinterwand der dünneren Lamina interna. Besonders dünn ist der Stirnhöhlenboden.

Die Stirnhöhlen können völlig fehlen, andererseits enorme Größenausdehnung (bis in den Processus zygomaticus entlang dem Orbitaldach) zeigen. Asymmetrien, Septierungen und Buchtenbildung (gekammerte Stirnhöhlen) sind häufig.

Die genannten räumlichen Beziehungen zur Augenhöhle und vorderen Schädelgrube erklären die nicht seltenen orbitalen und intrakraniellen Komplikationen. Da die transnasale Stirnhöhlenspülung mit Schwierigkeiten verbunden ist, erlangt die Röntgenuntersuchung besondere Bedeutung.

Das Hohlraumsystem des Siebbeines erstreckt sich über die Grenzen des Siebbeines hinaus (nach vorn oben bis in das Stirnbein, nach hinten bis in das Keilbein, nach unten bis in die mediale hintere obere Wand der Kieferhöhle). Die größte Ausdehnung zeigt sich in horizontaler Richtung, wobei es vorn schmal, nach posterior zu breiter wird. Gefährdete Nachbarschaftsorgane infolge papierdünner Zwischenwände sind die vordere Schädelgrube, die Orbita (über die Lamina papyracea) einschließlich Retroorbita (Fasciculus opticus!).

Die Keilbeinhöhle liegt innerhalb des Keilbeinkörpers, sie ist in der Regel paarig angelegt. Die untere Wand ist das Dach des Nasenrachens, die seitliche, obere und hintere Wand hat Beziehung zur vorderen, mittleren und hinteren Schädelgrube. Damit können krankhafte Prozesse auf folgende Organe übergreifen: Stirnbein, Fasciculus opticus mit Chiasma, Hypophyse, A. carotis interna (laterale Keilbeinhöhlenwand grenzt an Canalis caroticus) und Sinus cavernosus.

Die Kieferhöhle ist die größte Nasennebenhöhle und zeigt oft zusätzlich ausgedehnte Buchten (Orbitalbucht, Zygomatikumbucht, Alveolarbucht). Von den Nachbarschaftsbeziehungen sind diejenigen zu den Zähnen besonders wichtig, deren Wurzeln gelegentlich in die Kieferhöhle vorspringen. Die hintere Wand trennt die Kieferhöhle von der Fossa pterygopalatina, die obere von der Augenhöhle.

Bei der Beurteilung von Röntgenbildern von Säuglingen und Kleinkindern ist die Entwicklung der NNH zu beachten. Der Beginn der Entwicklung der NNH erfolgt in Form bläschenförmiger Ausstülpungen der Nasenschleimhaut im Fetalstadium. Die sog. „sekundäre" Pneumatisation von Oberkiefer und Siebbein beginnt bereits vor der Geburt und wird im 1. bis 2. Lebensjahr gut sichtbar. Stirn- und Keilbeinhöhle beginnen sich im 3. bis 4. Lebensjahr auszubilden. (Stirnhöhle im 6. bis 8. Lebensjahr erbsengroß, mit 20 Jahren voll ausgebildet, Keilbeinhöhle im 6. bis 8. Lebensjahr bohnengroß.)

9.2. Ziel der Röntgenuntersuchung der Nasennebenhöhlen

Die Röntgenuntersuchung soll im Zusammenhang mit dem klinischen Befund zur Klärung folgender Fragen beitragen:
Anlage und Ausdehnung der Nasennebenhöhlen (vgl. 9.1.)
Vergleich des Luftgehaltes zwischen rechts und links
Beurteilung umschriebener Verschattungen innerhalb der NNH
Veränderungen der knöchernen Umgebung
Feststellung früherer chirurgischer Eingriffe

9.3. Zur Aufnahmetechnik

Wie sich aus den anatomischen Verhältnissen ergibt, kommt es bei jeder Aufnahmerichtung zu Überlagerungen. Um Fehlbeurteilungen weitgehend zu vermeiden, ist deshalb die Beachtung der Vorschriften über die Einstellung des Kopfes unbedingt erforderlich (vgl. 8.).

Ob eine Aufnahme im Sitzen oder Liegen angefertigt werden soll, hängt z. T. von der klinischen Fragestellung ab. Im Sitzen kann z. B. eine Spiegelbildung bei flüssigem Inhalt der Nebenhöhlen sichtbar gemacht werden. Diese Lagerung ist für den Patienten auch bequemer. Im Liegen ist jedoch nicht nur bei schwachen Patienten die Einstellung exakter möglich. Die Qualität der Röntgenbilder wird im Gegensatz zu den Ohraufnahmen, bei welchen die Ausblendung eines relativ kleinen Nutzstrahlenbündels erforderlich ist, durch die Bucky-Blende (Beseitigung der Objekt-Streustrahlen) stark verbessert.

Nützlich sind folgende Aufnahmen:

9.3.1. Sagittale Schädelübersichtsaufnahme (Okzipito-Frontalaufnahme)

Lagerung: Bauchlage, Arme längs des Körpers, Stirn und Nase aufliegend, Medianebene in Tischmitte, DH senkrecht auf Plattenebene, Nasenrücken auf Kassettenmitte.
Zentralstrahl: Längs- und Querdrehung 0°, auf Kassettenmitte gerichtet (Abb. 26 a und b)

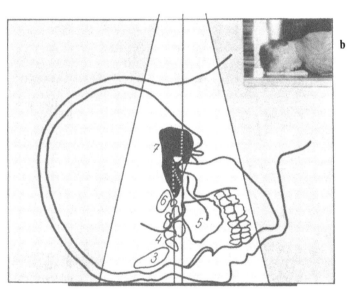

a *27*

Abb. 26.   Okzipito-Frontalaufnahme (vgl. unter 9.3.1.)
a. Durchzeichnung des gelagerten Kopfes
Beachte die plattennahe Lage der Stirnhöhlen

1 Zentralstrahl	4 Siebbeinzellen
2 Deutsche Horizontale	5 Kieferhöhle
3 Stirnhöhle	6 Keilbeinhöhle
	7 Felsenbeinpyramide

b. Foto des gelagerten Kopfes

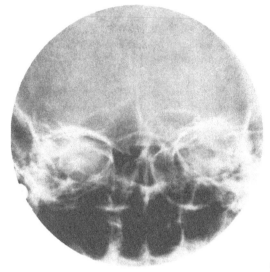

c. Röntgen-
bild

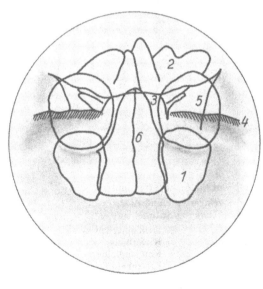

d. Schema des
Röntgen-
bildes

1 Kieferhöhle
2 Stirnhöhle
3 Siebbein-
  zellen
4 obere Pyra-
  midenkante
5 Ala magna
  ossis sphen-
  oidis
6 Nasen-
  septum

Auf der Okzipito-Frontalaufnahme sind die Umrisse sämtlicher Nebenhöhlen erkennbar. Allerdings werden die Kieferhöhlen, die sich in ihrer Höhenausdehnung darstellen, von der Schädelbasis (Felsenbeinpyramide, z. T. auch Os occipitale) überdeckt. Siebbeinzellen und Keilbeinhöhlen liegen hintereinander in einer Ebene und überdecken sich deshalb gegenseitig.

Hinsichtlich der Nebenhöhlendiagnostik besteht der Wert der Aufnahme besonders darin, daß die Stirnhöhlen nahezu größengerecht dargestellt werden (wichtig für operative Eingriffe). Sonst dient sie als Übersichtsaufnahme und gestattet einen Seitenvergleich, besonders bei Prozessen im Stirnhöhlenbereich (Abb. 26 c und d).

Es folgen die eigentlichen Nasennebenhöhlenaufnahmen, halbaxiale Schädelaufnahmen bei kranial-exzentrischem Strahlengang. Diese Einstellung wird gewählt, um die bei der Okzipito-Frontalaufnahme störende Überlagerung durch die Schädelbasis auszuschließen (vgl. 8.2.2.).

9.3.2. Nasennebenhöhlenaufnahme, okzipito-nasale Aufnahmerichtung

Lagerung: Bauchlage, Arme längs des Körpers, Kinn und Nasenspitze aufliegend, Mund weit geöffnet, Medianebene in Tischmitte. Linie äußerer Gehörgang–Mundwinkel senkrecht auf Plattenebene, Nasenspitze auf Kassettenmitte.
Zentralstrahl: Längs- und Querdrehung 0°, auf Kassettenmitte gerichtet (Abb. 27 a und b).

Diese Aufnahme gestattet zunächst eine Beurteilung der Stirnhöhlen. Allerdings werden diese schräg getroffen, so daß ihre Tiefenausdehnung und ihre wahre Größe nicht zu erkennen sind. Der Boden der Stirnhöhle sowie ein möglicher Recessus orbitalis (letzterer wird auf sagittalen Schädelübersichtsaufnahmen oft verdeckt) kommen gut zur Darstellung. Durch den schrägen Einfallwinkel des Zentralstrahles in der Sagittalebene sind die Kieferhöhlen durch Herausprojektion der Schädelbasis besonders gut zu beurteilen. Die Oberkanten der Felsenbeinpyramiden projizieren sich unterhalb der Kieferhöhlen.

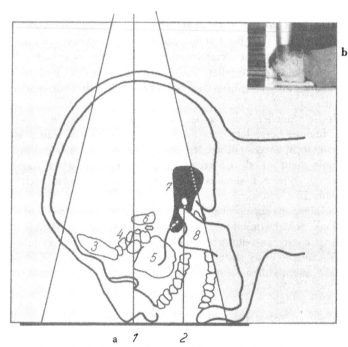

a *1*   *2*

Abb. 27. Nebenhöhlenaufnahme, okzipito-nasale Aufnahmerichtung (vgl. unter 9.3.2.)

a. Durchzeichnung des gelagerten Kopfes. Im Vergleich zur Abb. 26 a sind die Stirnhöhlen plattenfern gelagert, sie werden dadurch erheblich verzerrt.

1 Zentralstrahl	*4*	Siebbeinzellen
2 Hilfslinie zur Lagerung:	*5*	Kieferhöhle
äußerer Gehörgang –	*6*	Keilbeinhöhle
Mundwinkel	*7*	Felsenbeinpyramide
3 Stirnhöhle	*8*	aufsteigender Unterkieferast

b. Foto des gelagerten Kopfes

Eine Überlagerung der kaudalen Kieferhöhlenanteile durch die Felsenbeinschatten ist durch exakte kranial-exzentrische Einstellung (die also 1. durch Kranialschwenken des Zentralstrahles, 2. durch Kaudalkippung des Kopfes im Vergleich zur Okzipito-Frontalaufnahme erreicht wird) zu vermeiden. Da sich auch das Gebiet der vorderen Siebbeinzellen gut abzeichnet,

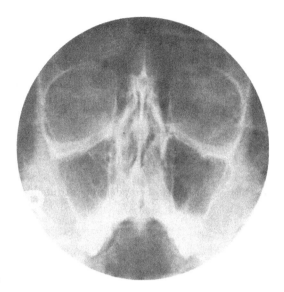

c. Röntgen-
bild

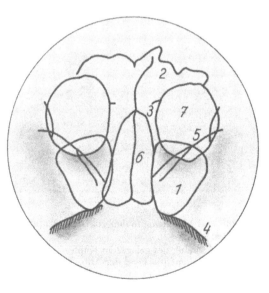

d. Schema des
Röntgen-
bildes

1 Kieferhöhle
2 Stirnhöhle
3 Siebbein-
   zellen
4 obere Pyra-
   midenkante
5 Keilbein-
   flügel
6 Nasen-
   septum
7 Orbita

8*

wird die okzipito-nasale Aufnahme heute zur Darstellung der Nasennebenhöhlen bevorzugt (Abb. 27 c und d).

9.3.3. Nasennebenhöhlenaufnahme, okzipito-dentale Aufnahmerichtung (Tschebull-Aufnahme)

Lagerung: wie unter 9.3.2., jedoch der geöffnete Mund auf Kassettenmitte.

Zentralstrahl: Querdrehung 0°, Längsdrehung: fußwärts 30° (Abb. 28 a und b)

Die Kieferhöhlen und besonders die Stirnhöhlen sind tangen-

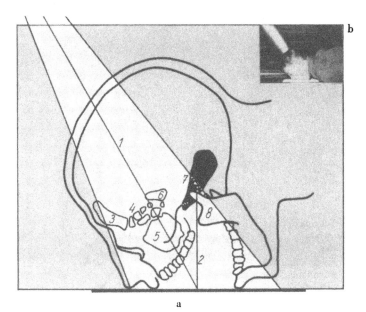

a

Abb. 28. Nebenhöhlenaufnahme, okzipito-dentale Aufnahmerichtung (vgl. unter 9.3.3.)
a. Durchzeichnung des gelagerten Kopfes
Kennzeichnung entsprechend der Abb. 27 a
b. Foto des gelagerten Kopfes

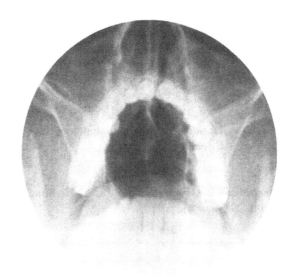

c. Röntgen-
bild

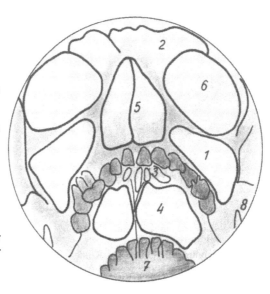

d. Schema des
Röntgen-
bildes

1 Kieferhöhle
2 Stirnhöhle
3 Siebbein-
zellen
4 Keilbein-
höhle
5 Nasen-
septum
6 Orbita
7 Unterkiefer
8 Muskelfort-
satz des
Unter-
kiefers

tial getroffen und ungenügend dargestellt. Gut erkennbar sind die Keilbeinhöhlen, welche in die offene Mundhöhle projiziert werden. Da der Strahlengang durch die Keilbeinhöhlen schräg von hinten oben nach vorn unten verläuft, muß eine gewisse Verzerrung in Kauf genommen werden (Abb. 28 c und d).

9.3.4. Nasennebenhöhlenaufnahme, vertiko-dentale Aufnahmerichtung

Lagerung: wie unter 9.3.2.
Zentralstrahl: Querdrehung 0°, Längsdrehung: fußwärts 45° (Abb. 29 a und b).

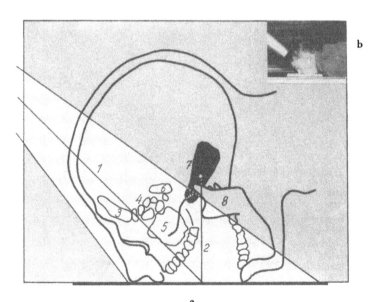

b

a

Abb. 29. Nasennebenhöhlenaufnahme, vertiko-dentale Aufnahmerichtung (vgl. unter 9.3.4.)
a. Durchzeichnung des gelagerten Kopfes
   Kennzeichnung entsprechend der Abb. 27 a
b. Foto des gelagerten Kopfes

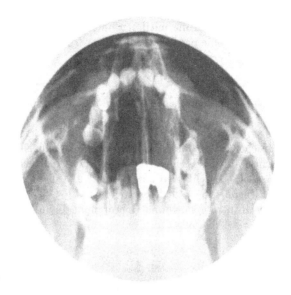

c. Röntgen-
bild

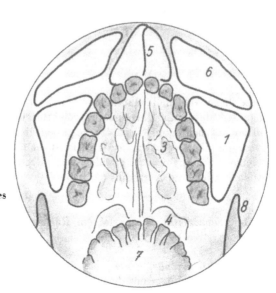

d. Schema des
Röntgen-
bildes

Kennzeich-
nung ent-
sprechend
der
Abb. 28 d

Durch den steileren Strahleneinfall werden nicht die Keilbeinhöhlen, sondern die mittleren und hinteren Siebbeinzellen in die Mundhöhle projiziert. Allerdings ergibt sich wieder eine erhebliche Verzerrung (Abb. 29 c und d).

9.3.5. Seitliche Nebenhöhlenaufnahme

Lagerung: Bauchlage, der der aufliegenden Schädelseite entsprechende Arm längs des Körpers, die Handfläche des anderen Armes auf die Tischplatte aufgestützt. Medianebene plattenparallel, DH senkrecht auf Tischmitte. Äußerer Lidwinkel der aufliegenden Seite in Kassettenmitte.
Zentralstrahl: Längs- und Querdrehung 0°, auf Kassettenmitte gerichtet (Abb. 30 a).

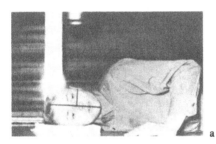

Abb. 30. Seitliche Nebenhöhlenaufnahme

a. Foto des gelagerten Kopfes mit eingezeichneten Schädelebenen (senkrechte Linie = Deutsche Horizontale, waagerechte Linie = Medianebene)

a

Die seitliche Nebenhöhlenaufnahme hat für die Nebenhöhlendiagnostik durch die Übereinanderprojektion beider Schädelhälften nur bedingten Wert. Sie zeigt jedoch recht gut die topographischen Verhältnisse. Wichtig ist die Darstellung der Tiefenausdehnung der Stirnhöhlen (vgl. Recessus orbitalis) sowie der Dicke der Kortikalis (Abb. 30 b).

9.3.6. Schädelaufnahme axial (in Rückenlage, submentovertikal)

Lagerung: Rückenlage, Arme längs des Körpers. Der herabhängende Schädel liegt mit dem höchsten Punkt des Scheitel-

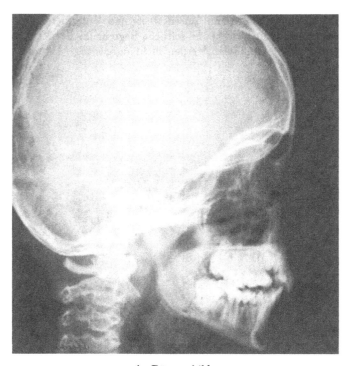

b. Röntgenbild

beines der Plattenmitte auf. Medianebene in Tischmitte, DH plattenparallel.

Zentralstrahl: Längs- und Querdrehung 0° (bei mangelnder Möglichkeit der Kopfbeugung muß der Winkel durch Längskippung der Röhre ausgeglichen werden, damit der Zentralstrahl stets senkrecht auf die Schädelbasis auftrifft. Nachteil einer solchen Veränderung der Lagerung: Verzerrung!) (Abb. 31 a und b).

Der Wert der Aufnahme besteht darin, daß Kieferhöhlen, Siebbeinzellen, Keilbeinhöhlen und Schädelbasis unverzerrt im richtigen Größenverhältnis zueinander abgebildet werden. Pathologische Veränderungen lassen sich jedoch nur im Bereich der hinteren Siebbeinzellen, des Keilbeinhöhlengebietes und des angrenzenden Schädelbasisgebietes beurteilen. Die übrigen Nebenhöhlen sind durch Ober- und Unterkiefer verdeckt (bis auf die hintere und seitliche Begrenzung der Kieferhöhlen). Die Stirnhöhlen werden nicht dargestellt (Abb. 31c und d).

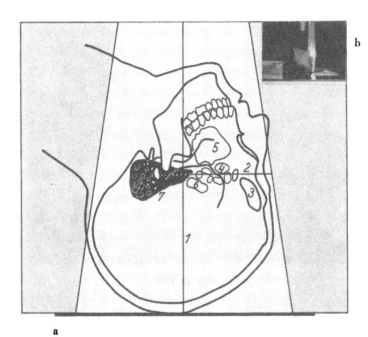

a

Abb. 31. Axiale Schädelaufnahme, (submento-vertikale Aufnahmerichtung)
a. Durchzeichnung des gelagerten Kopfes
Kennzeichnung entsprechend der Abb. 26 a
b. Foto des gelagerten Kopfes

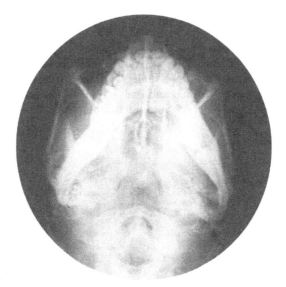

c. Röntgen-
bild

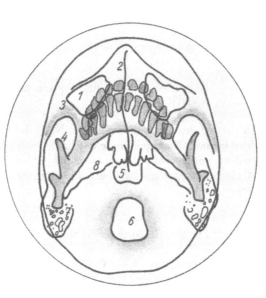

d. Schema des
Röntgen-
bildes

1 Kieferhöhle
2 Nasen-
  septum
3 Jochbein
4 Muskelfort-
  satz des Un-
  terkiefers
5 Keilbein-
  höhle
6 Foramen
  occipitale
  magnum
7 Warzen-
  fortsatz
8 Felsenbein-
  pyramide

111

9.3.7. Nasenbeinaufnahme

Lagerung: wie bei 9.3.5., nur Nasenrücken in Plattenmitte.
Wichtig ist es, folgende Aufhellungslinien nicht mit Frakturen
zu verwechseln: Die Linien, welche durch den Sulcus ethmoideus (für N. ethm. ant. und Art. ethm. ant.), die Sutura naso-
maxillaris und die Sutura nasofrontalis entstehen (Abb. 32).

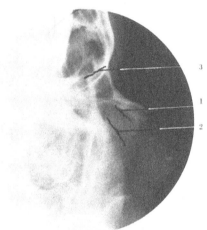

Abb. 32. Nasenbein-
aufnahme

1 Sulcus ethmoideus
2 Sutura naso-
    maxillaris
3 Satura naso-
    frontalis

9.4. Beispiele normaler und typisch pathologischer NNH-Röntgenbilder

Auf Grund des häufigen Befalls der NNH durch entzündliche
Prozesse oder Tumoren sowie des häufigen sekundären Über-
greifens von Krankheitsprozessen der vielen Nachbarorgane
ist eine röntgenologische Beurteilung der NNH häufig erforderlich.

9.4.1. Zur Entwicklung der NNH

Bei der Beurteilung eines NNH-Röntgenbildes ist zunächst
der dem Alter des Patienten entsprechende Entwicklungsgrad

112

der Nebenhöhlen zu beachten (vgl. 9.2.). Als Beispiele sind die Abb. 33 bis 35 herausgegriffen.

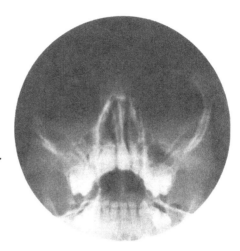

Abb. 33. NNH-Auf-nahme, 2jähriger Patient: Kieferhöhlen und Siebbeinzellen sind gut zu erkennen, Stirnhöhlen noch nicht angelegt.

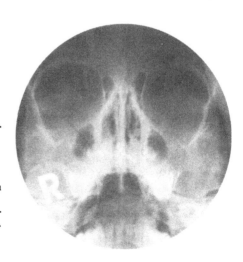

Abb. 34. NNH-Auf-nahme, 5jähriger Patient: Die Kieferhöhlen sind noch relativ klein. Die noch einen großen Raum ein-nehmenden Zahnanlagen sind deutlich. Stirnhöhlen knapp erbsengroß.

113

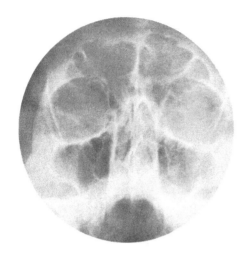

Abb. 35. NNH-Aufnahme, 60jähriger zahnloser Patient mit ausgedehnter Pneumatisation, besonders deutlich an den Recessus zygomaticus und den Recessus alveolares der Kieferhöhlen zu erkennen.

9.4.2. Pathologische Veränderungen

Folgende typische Veränderungen sollen als Beispiele angeführt werden:

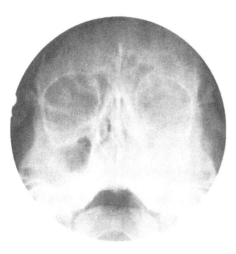

Abb. 36. NNH-Aufnahme: homogene Verschattung der linken Kieferhöhle.

114

9.4.2.1. Homogene Verschattung

Mehr oder weniger dichte, homogene Verschattung durch
herabgesetzten Luftgehalt bei Ventilationsstörung infolge
Verstopfung des Ausführungsganges (bei Deviatio septi nasi,
Hypertrophie der Nasenschleimhaut und der Muscheln, bei
Rhinitis verschiedener Genese usw.), bei einem serösen Erguß,
bei einem akut verlaufendem Empyem, nach vorausgegangener
Spülung sowie bei allen Arten von Entzündung oder Tumoren.
Dabei ist eine Unterscheidung von Transsudat, Eiter, Schleim-
hautschwellung oder Tumor meist nicht möglich (Abb. 36).

9.4.2.2. Wandständige Verschattung

Wandständige Verschattung durch entzündlich oder tumorös
infiltrierteSchleim-
haut oder kollate-
rale Ödeme, Muko-
und Pyozelen, Zy-
sten (auch von Zäh-
nen ausgehend)
u. a. (Abb. 37).

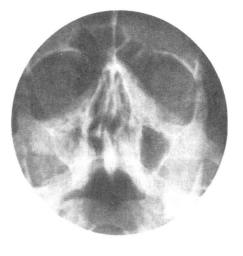

Abb. 37. NNH-Auf-
nahme: randständi-
ge Verschattung im
Bereich der rechten
Kieferhöhle. Beachte
die Septumdeviation
nach rechts mit Lei-
stenbildung.

9.4.2.3. Veränderungen der Knochenwände

Befall der knöchernen Umgebung bei Entzündung, besonders
jedoch bei infiltrierend wachsenden Tumoren (Abb. 38). Als
Traumafolgen finden sich Kontinuitätstrennungen des Kno-

115

chens in Form von Frakturen und Fissuren. Letztere sind allerdings im Siebbein- und Schädelbasisbereich meist röntgenologisch nicht zu erfassen.

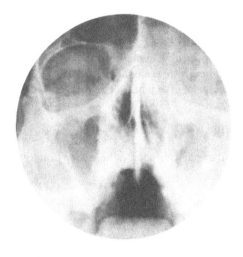

Abb. 38. NNH-Aufnahme: homogene Verschattung im Bereich der linken Stirnhöhle und der linken Siebbeinzellen mit Auflösung der knöchernen Begrenzung der gesamten Nebenhöhlen und der medialen Orbitabegrenzung – Zerstörung durch Tumor.

Auf die differentialdiagnostische Bedeutung der Kontrastfüllung der NNH für die therapeutische Konsequenz sei hingewiesen. Dadurch ist es möglich, das Lumen der einzelnen Nebenhöhle darzustellen und damit Rückschlüsse auf den das Lumen einengenden pathologischen Prozeß (Schleimhautschwellung, Tumoren, Zysten) zu ziehen. Zysten können durch Kontrastmittelfüllung isoliert dargestellt werden.

10.   Die Darstellung des Schläfenbeines

10.1.   Zur Anatomie und Entwicklungsgeschichte

Die anatomischen Verhältnisse des Os temporale und damit auch die röntgenologische Darstellung sind sehr kompliziert. Das Röntgenbild ist stets nur im Zusammenhang mit dem klinischen Bild zu verwerten. Es ist allein nie dafür entscheidend, welche Behandlungsart zu wählen ist.

Das Schläfenbein läßt sich in folgende Abschnitte gliedern: Pars petro-mastoidea (Felsenbeinpyramide und Warzenfortsatz), Pars squamalis temporalis (Schläfenbeinschuppe), Pars tympanica (Paukenteil mit äußerem Gehörgang) und Pars hyoidea (Griffelfortsatz).

Die Felsenbeinpyramide ist ein dreieckiger, medial in einer Spitze auslaufender Knochen. Die Längsachsen der Pyramiden verlaufen von lateral hinten unten nach medial vorn oben, sie bilden mit der Schädelmedianebene annähernd einen Winkel von 45°, mit der Deutschen Horizontalen einen Winkel von 5 bis 10°. Dadurch bilden die Verlängerungen der Längsachsen beider Pyramiden vorn ungefähr einen rechten Winkel.

Die Vorderfläche der Pyramiden begrenzt die mittlere, die Hinterfläche die hintere Schädelgrube. Auf dem Röntgenbild fällt im Bereich der Oberkante der Pyramide eine durch den Labyrinthblock bedingte Vorwölbung auf, die Eminentia arcuata. Im Labyrinthblock liegt die Schnecke vorn unten, der Gleichgewichtsapparat hinten oben.

Wichtig zum Verständnis der Röntgenbilder ist weiter, daß äußerer und innerer Gehörgang die gleiche Richtung von außen nach innen haben, getrennt durch Paukenhöhle und Labyrinthblock.

Im Bereich der Hinterfläche befindet sich der Porus acusticus internus sowie der Sulcus sigmoideus. Das Dach von Pauke, Kuppelraum und Antrum liegt der mittleren Schädelgrube an und wird als Tegmen tympani bezeichnet.

In Fortsetzung des Antrums finden sich besonders im Warzenfortsatz, jedoch auch in der Pars petrosa und in der Schuppe in unterschiedlicher Größe und Ausdehnung lufthaltige Hohlräume. Bei regelrechter Entwicklung nimmt die Größe der Zellen mit wachsender Entfernung vom Antrum aus zu. Für das Verständnis der Pathogenese der entzündlichen Mittelohrerkrankungen ist die Ausdehnung und Gestalt des Zellsystems von großer Bedeutung. Wir unterscheiden röntgenologisch drei typische Pneumatisationsformen, die als Glieder einer Reihe aufzufassen sind.

10.1.1. Ideal-normale Pneumatisation

Ausgedehntes, gut lufthaltiges Zellsystem mit dünnen Zellsepten. Die Größe der Zellen nimmt wie oben beschrieben mit wachsender Entfernung vom Antrum zu, so daß die Endzellen die größten sind. Es wird ein retrotympanales und ein perilabyrinthäres Hohlraumsystem unterschieden.

10.1.2. Irreguläre Pneumatisation

Zellbildung mit dickeren Zellsepten bei insgesamt geringerer Ausdehnung (kleine Zellsysteme). Auskleidung des Hohlraumsystems mit einer dicken hyperplastischen Schleimhaut. Die einzelnen Zellen zeigen in allen Abschnitten annähernd gleiche Größe.

10.1.3. Nahezu fehlende Pneumatisation

Die nahezu fehlende Pneumatisation wird nach dem röntgenologischen Erscheinungsbild auch als kompakt-spongiöser Warzenfortsatz bezeichnet.
Meist nur angedeutete Zellbildung im periantralen Bereich mit Schleimhauthyperplasie.
Um sich bei der Beurteilung von kindlichen Ohrröntgenbildern hinsichtlich der Ausdehnung des Zellsystems nicht zu täuschen, sei folgendes aus der Entwicklungsgeschichte vermerkt:

Die Pauke mit Recessus epitympanicus und Antrum entwickeln sich vom 5. Embryonalmonat bis zum Ende des
1. Lebensjahres durch Abbau des submukösen, embryonalen
Bindegewebes. Der Warzenfortsatz ist zur Geburt noch nicht
angelegt. Erst im 1. bis 5. Lebensjahr (und evtl. bis zum Ab-
schluß des Schädelwachstums) kommt es zur sog. sekundären
Pneumatisation durch Abbau des Knochenmarks mit Einsenkung der angrenzenden Schleimhaut vom Antrum aus.
Ohrröntgenaufnahmen bei Kleinkindern, speziell bei Kindern
bis zum 1. Lebensjahr, sind deshalb mit Vorbehalt zu beurteilen, da die Entwicklung und Pneumatisation des Warzenfortsatzes noch kaum eingesetzt hat. Außerdem werden destruktive
Veränderungen leicht vorgetäuscht (Grenzen der Mittelohrräume noch nicht verkalkt!).

10.2.   Ziel der Röntgenuntersuchung des Schläfenbeines

Die Röntgenuntersuchung des Schläfenbeines dient zur Klärung folgender Fragen:

1. Erkennung der Pneumatisationsform des Schläfenbeines
(siehe unter 10.1.) und der Lage des Sinus sigmoideus.

2. Erkennung entzündlicher Veränderungen im Zellsystem.
Sie sind gekennzeichnet durch Verschattung des Zellsystems,
Herabsetzung der Schattendichte der Zellwände oder deren
Einschmelzung, herdförmige Knochendestruktion. Rechtzei-
tige Erkennung einer Komplikationsgefahr erfordert besondere
Beachtung von Knochenzerstörungen im Bereich der Sinus-
schale, im Duragebiet, in der Pyramidenspitze sowie von Ver-
änderungen im Labyrinthblock.

Hier sei bemerkt, daß sich bei Schläfenbeinaufnahmen technische
Fehler in verstärktem Maße bemerkbar machen. Ein schlechtes An-
liegen der Folien, geringe Bewegung während der Aufnahme, zu harte
Strahlung, zu geringe Ausblendung usw. können zu Unschärfe führen,
wobei Entzündungsherde einmal vorgetäuscht, zum anderen übersehen werden können.

3. Feststellung von postoperativen Defekten bzw. Klärung
postoperativer klinischer Rezidive (d. h. Suche nach sog. Rest-
zellen, besonders im Pyramidenspitzenbereich).

4. Lokalisation von Frakturen. Es ist zu beachten, daß, durch die Entwicklungsgeschichte und die Unverrückbarkeit der Fragmente bedingt, die Labyrinthkapsel (in gewissem Maße die gesamte Pyramide) nicht zur knöchernen Kallusbildung befähigt ist. Frakturen in diesem Gebiet sind deshalb noch nach Jahren nachweisbar.

5. Feststellung von Mißbildungen. Zur Diagnose von Mißbildungen sind neben der audiometrischen Untersuchung Röntgenaufnahmen unbedingt erforderlich. Selbst bei doppelseitiger Entwicklungsstörung des Mittelohres ist meist das Innenohr normal angelegt. Das Mittelohr ist dann operativen Eingriffen zur Herstellung des Hörvermögens zugänglich.

6. Aufdeckung von Knochenzerstörung durch Tumoren (,,echte" Cholesteatome, Neurinome, Glomus-jugulare-Tumoren, Karzinome, Sarkome, Kleinhirnbrückenwinkeltumoren, Meningeome usw.).

10.3.   Die Aufnahmetechnik

Zur Beantwortung der unter 10.2. aufgeführten Fragen bedarf es verschiedener Aufnahmen. Außerdem erfordern die komplizierten anatomischen Verhältnisse stets einen Vergleich mit der anderen Seite. Alle Ohraufnahmen werden deshalb grundsätzlich von beiden Seiten angefertigt. Um Streustrahlen soweit als möglich auszuschalten, ist durch Anwendung eines Tubus das Nutzstrahlenbündel einzuengen.

Die Untersuchung beginnt zunächst mit den klassischen Aufnahmen nach SCHÜLLER und STENVERS.

10.3.1.   Die Aufnahmerichtung nach SCHÜLLER
(seitliche Aufnahme)

Lagerung: Bauchlage, der Arm der aufliegenden Seite längs des Körpers, Handfläche der Gegenseite auf Tisch aufgestützt. Schädel rein seitlich, d. h. Medianebene plattenparallel, DH senkrecht zur Tischmittellinie. Ohrmuschel der aufliegenden Seite nach vorn umklappen. Äußerer Gehörgang der aufliegenden Seite über Kassettenmitte.

Zentralstrahl: Querdrehung 0°, Längsdrehung: fußwärts 30°, auf Kassettenmitte gerichtet.

Dadurch wird eine Überlagerung durch den Warzenfortsatz der Gegenseite vermieden. Die aufzunehmende Felsenbeinpyramide trifft der Zentralstrahl in einem Winkel von 45° (Abb. 39 a und b).

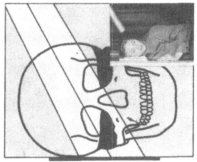
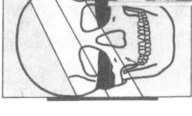

b

Abb. 39. Aufnahme nach SCHÜLLER

a

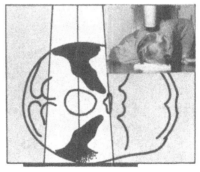

b

a. Durchzeichnung des gelagerten Kopfes

b. Foto des gelagerten Kopfes

a

Innerer und äußerer Gehörgang des untersuchten Ohres werden aufeinanderprojiziert. Da der Warzenfortsatz direkt der Platte anliegt, wird dessen Zellsystem fast unverzerrt dargestellt. Demgegenüber ist die Pyramide plattenfern und stark verkürzt dargestellt. Deutlich tritt in dieser Aufnahme die hintere Begrenzung der Pars petrosa bzw. die Sinusschale (Sinus sigmoideus) hervor. Auch das Foramen jugulare ist hinter und unter dem äußeren Gehörgang zu sehen (Abb. 39 c und d).

c. Röntgenbild

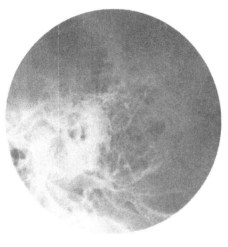

d. Schema des Röntgenbildes

1 Kieferköpfchen
2 innerer und äußerer Gehörgang
3 Begrenzung des Labyrinthkernes
4 Sinus sigmoides
5 hintere Begrenzung der Felsenbeinpyramide
6 obere Begrenzung der Felsenbeinpyramide
7 Pyramidenspitze
8 Foramen jugulare
9 hintere Begrenzung des Warzenfortsatzes
10 Jochbogen
11 Sutura occipitomastoidae
12 Sutura parietomastoidae
13 Sutura lambdoides

10.3.2. Die Aufnahmerichtung nach STENVERS
(sagittale Aufnahme)

Lagerung: Bauchlage, Arme längs des Körpers. Kopf 45° nach der zu untersuchenden Seite gedreht (nachdem er entsprechend der sagittalen Schädelübersichtsaufnahme gelagert wurde). Am vorderen Kassettenrand liegt die Nasenspitze, der kraniale Kassettenrand befindet sich etwa 4 Querfinger über dem Supraorbitalrand.

Zentralstrahl: Querdrehung 0°, Längsdrehung: kopfwärts 12°, auf Kassettenmitte gerichtet.

Die aufzunehmende Felsenbeinpyramide wird vom Zentralstrahl senkrecht getroffen, dadurch wird sie in ihrer Längsausdehnung dargestellt (Abb. 40 a und b).

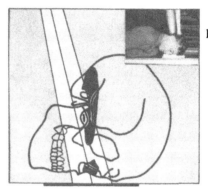

b

Abb. 40. Aufnahme nach STENVERS

a

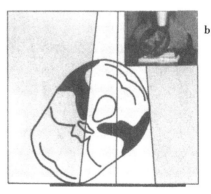

b

a. Durchzeichnung des gelagerten Kopfes

b. Foto des gelagerten Kopfes

a

123

Die STENVERS-Aufnahme gestattet die Beurteilung des Labyrinthblockes mit den Organen des Innenohres und zeigt den inneren Gehörgang. Das Labyrinth ist medial der höchsten Erhebung der oberen Pyramidenkante, der Eminentia arcuata, zu finden. Wichtig ist weiter die Beurteilung der Pyramidenspitze, die durch ihre Lage zwischen mittlerer und hinterer Schädelgrube besonders durch Tumoren in Mitleidenschaft gezogen sein kann (Abb. 40c und d).

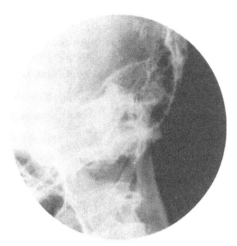

c. Röntgenbild

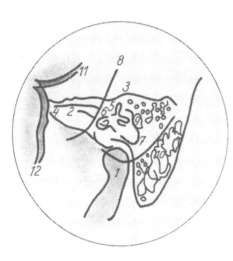

d. Schema des Röntgenbildes

1 Kieferköpfchen
2 innerer Gehörgang
3 obere Pyramidenkante mit Eminentia arcuata
4 Pyramidenspitze
5 Labyrinth
6 Schnecke
7 Begrenzung des Labyrinthkernes
8 Crista occipitalis interna
9 Antrum mastoideum
10 Warzenfortsatz
11 gr. Keilbeinflügel
12 lateraler Orbitalrand

124

10.3.3. Weitere Aufnahmetechniken zur Schläfenbein-diagnostik

Außer der SCHÜLLER- und STENVERS-Aufnahme benötigt der Arzt besonders im Hinblick auf einen operativen Eingriff weitere Röntgenaufnahmen. An dieser Stelle sollen nur einige wichtige Projektionen Erwähnung finden.

Aufnahme nach E. G. MAYER (axiale Aufnahme): Die aufzunehmende Felsenbeinpyramide wird in Längsrichtung getroffen. Dadurch werden die Mittelohrräume neben den Pyramiden- bzw. Labyrinthkernschatten projiziert und sind damit beurteilbar.

Aufnahme nach WULLSTEIN (steile STENVERS-Aufnahme): Die Spitze der Felsenbeinpyramide liegt näher zur Platte als die Basis. Dadurch wird die Antrum- und Labyrinthgegend, speziell die Traktusnische (Winkel zwischen horizontalem und vorderem vertikalem Bogengang), besser beurteilbar. Die Erkennung von Veränderungen in diesem Gebiet ist besonders bei Cholesteatomeiterung von Bedeutung. Die Pyramidenspitze verschwindet hinter dem lateralen Orbitalrand.

Pyramidenaufnahme nach CHAUSSE III: Diese Aufnahme entspricht der WULLSTEIN-Aufnahme, nur verläuft der Zentralstrahl in entgegengesetzter Richtung durch den Schädel. Durch die Rückenlagerung ergeben sich Vorteile.

Einstellung nach SONNENKALB: Die Lagerung entspricht der SCHÜLLER-Aufnahme, der Zentralstrahl verläuft jedoch dorsal exzentrisch. Dadurch werden der äußere und innere Gehörgang auseinanderprojiziert, die Gegend des Foramen jugulare wird besser sichtbar.

Einstellung nach BIESALSKI: Die Lagerung entspricht der STENVERS-Aufnahme, jedoch ohne die 12°-Längsdrehung der Röhre. Vorteile bietet die Aufnahme bei der Beurteilung des Schläfenbeines des Kleinkindes.

Pyramidenvergleichsaufnahme nach ALTSCHUL-UFFENORDE: Beide Pyramiden werden gleichzeitig abgebildet. Dadurch ist ein Seitenvergleich besser möglich (besonders wichtig bei Tumorverdacht).

Entsprechend der klinischen Fragestellung sind bei der Untersuchung des Ohres die verschiedenen Aufnahmetechniken erforderlich. Will man sich z. B. lediglich über die Ausdehnung des Zellsystems informieren (z. B. bei Otosklerose), so genügt die Einstellung nach SCHÜLLER. Bei Verdacht auf Knochenveränderungen (bei allen Entzündungen, Frakturen, Tumoren) müssen zumindest die SCHÜLLER- und STENVERS-Aufnahmen

125

vorliegen. Zur Beurteilung der Mittelohrräume hat sich die Aufnahme nach MAYER bewährt.

10.4. Beispiele normaler und typisch pathologischer Ohrröntgenbilder

10.4.1. Zur Entwicklung des Zellsystems

Entsprechend den Ausführungen unter 10.1. ist bei Säuglingen und Kleinkindern der Entwicklungsgrad zu beachten. Die abgeänderte STEN-VERS-Aufnahme eines Säuglings zeigt den Warzenfortsatz nur angedeutet. Es finden sich kaum lufthaltige Zellen. Dadurch ist das Bogengangssystem deutlich zu erkennen (Abb. 41). Ein etwa 3jähriges Kind zeigt bereits eine deutliche Pneumatisation, dadurch sind die Bogengänge nicht mehr deutlich zu erkennen, weil der

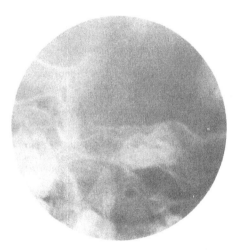

Abb. 41. BIESALSKI-Aufnahme eines Säuglings (vgl. bei 10.4.1.)

Schatten des Labyrinthblockes von lufthaltigen Zellen umgeben und dadurch verdeckt wird (Abb. 42).

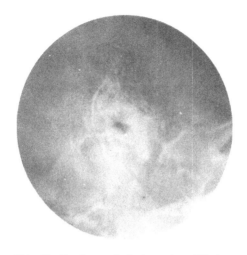

Abb. 42. Schüller-Aufnahme eines 4jährigen Kindes (vgl. bei 10.4.)

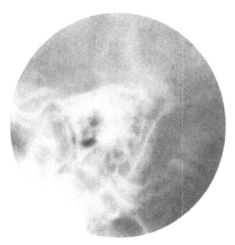

Abb. 43. Schüller-Aufnahme: irreguläre Pneumatisation

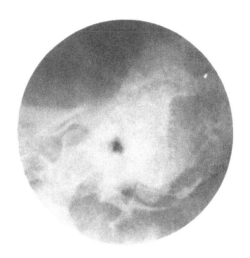

Abb. 44. SCHÜLLER-Aufnahme: fehlende
Zellbildung

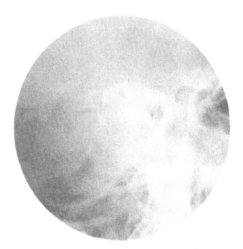

Abb. 45. SCHÜLLER-Aufnahme: Verschattung
des Zellsystems mit teilweiser Auflösung der
Zellsepten

128

10.4.2. Pneumatisationstypen

Entsprechend den Ausführungen unter 10.1. kann die Pneumatisation des Warzenfortsatzes sehr unterschiedlich sein. Dies soll mit drei SCHÜLLER-Aufnahmen demonstriert werden. Abb. 39 c zeigt eine hinsichtlich der Prognose bei entzündlicher Erkrankung günstige idealnormale Pneumatisation. Abb. 43 zeigt ein Zellsystem geringerer Ausdehnung mit dickeren Zellsepten und kleineren lufthaltigen Zellen (irreguläre Pneumatisation). Einen sog. kompakt-spongiösen Warzenfortsatz zeigt die Abb. 44.

10.4.3. Pathologische Veränderungen

Unter Berücksichtigung der verschiedenen Pneumatisationsgrade können untenstehende Röntgenbefunde im Zusammenhang mit dem klinischen Bild zur Diagnose beitragen. Bei unklaren Krankheitsbildern ist es zweckmäßig, die Röntgenuntersuchung im Abstand von ca. 1 Woche zu wiederholen.

10.4.3.1. Abnahme des Luftgehaltes in den Zellen bei akuter Otitis media

Ob die Verdrängung der Luft durch Schleimhautschwellung oder Exsudat verursacht ist, läßt sich aus der Aufnahme nicht erklären (Abb. 45).

10.4.3.2. Entzündliche Beteiligung des Knochens bei der akuten Otitis media (Mastoiditis)

Schreitet die Entzündung weiter fort, so kommt es zur Beteiligung des Knochens. Dies zeigt sich zunächst in einer unscharfen Knochenzeichnung, später in deutlicher Einschmelzung der Zellsepten. Schließlich finden sich als Folge der Knocheneinschmelzung im Warzenfortsatz deutliche Aufhellungsbezirke. Zu beachten sind besonders Knocheneinschmelzungen unter einer dicken Kortikalis (bei schlecht pneumatisiertem Warzenfortsatz), da es hier oft erst spät zu deutlichen klinischen Erscheinungen kommt („gefährlicher Warzenfortsatz").

Zu beachten sind weiter Knocheneinschmelzungen in der Nähe von Sinus, Dura und Labyrinth sowie in der Pyramidenspitze (Abb. 46).

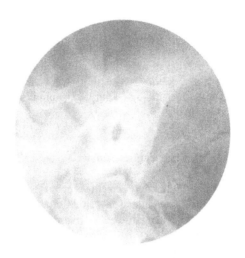

Abb. 46. Schüller-Aufnahme: Einschmelzung des gesamten Zellsystems. Klinisches Bild: Mastoiditis.

10.4.3.3. Entzündliche Beteiligung des Knochens bei der chronischen Otitis (Cholesteatom)

Bei chronischer Mittelohrentzündung mit zentraler oder randständiger Perforation hat das Röntgenbild die Aufgabe, Knocheneinschmelzungen aufzudecken, die evtl. einen operativen Eingriff bedingen.

Bei chronischer Schleimhauteiterung mit zentraler Perforation zeigt sich meist eine geringe periantrale Zellbildung unterschiedlicher Anordnung bei im übrigen zellfreiem Warzenfortsatz.

Beim Cholesteatom mit randständigem Trommelfelloch oder Perforation in der Shrapnellschen Membran finden sich mehr oder weniger große, vom Antrum ausgehende Knocheneinschmelzungshöhlen (Abb. 47).

130

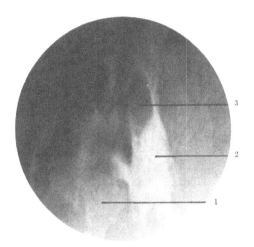

Abb. 47. MAYER-Aufnahme mit großer
Knocheneinschmelzungshöhle

1 Kiefergelenk
2 Labyrinthblock
3 Einschmelzungshöhle

10.4.3.4. Frakturen im Bereich des Schläfenbeines

Wegen der Gefahr intrakranieller Komplikationen bei Schlä-
fenbeinfrakturen, besonders Pyramidenfrakturen, ist eine
Röntgenuntersuchung zur Klärung stets angezeigt. In gut
pneumatisierten Warzenfortsätzen sind Brüche auf Grund der
Überlagerung durch die Zellzeichnung schlechter zu erkennen
(Abb. 48).

10.4.3.5. Veränderungen am Schläfenbein infolge von
Geschwulstarrosionen

Die Pyramiden als Trennwände zwischen mittlerer und hinterer Schädelgrube sind relativ häufig Schädigungen durch
Tumoren angrenzender Organe ausgesetzt. Deshalb erfordern
röntgenologisch nachweisbare Veränderungen an der Pyramide

131

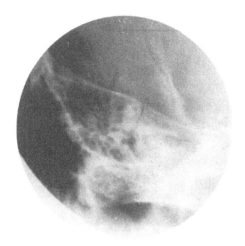

Abb. 48. STENVERS-Aufnahme: Pyramiden-
querfraktur im Bereich des Labyrinthblockes.

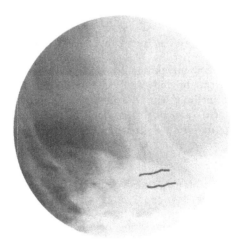

Abb. 49 a. STENVERS-Aufnahme: regelrechter
Befund.

(besonders Pyramidenspitze) eine eingehende klinische Diagnostik. Differentialdiagnostisch kommen in Betracht: Karzinome, Sarkome bzw. evtl. Metastasen, Epipharynxtumoren, Defekte durch Erkrankungen der Karotis, Prozesse von der Keilbeinhöhle ausgehend, entzündliche Pyramidenspitzenaffektionen, Kleinhirnbrückenwinkeltumoren (Meningeome, Akustikusneurinome, Neurofibrome) u. a.

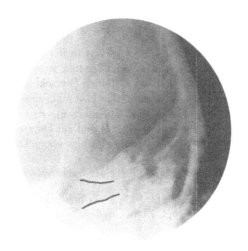

Abb. 49 b. STENVERS-Aufnahme: deutlich erweiterter Gehörgang – tumorverdächtig.

11. Sonstige, die HNO-Heilkunde interessierende röntgenologische Untersuchungsverfahren

Als Hinweis sollen röntgenologische Untersuchungsverfahren erwähnt werden, die sich in der HNO-Heilkunde im Hinblick auf die einzuschlagende Therapie bewährt haben.

11.1. Die Sialographie

Die Kontrastdarstellung des Gangsystems der Speicheldrüsen (besonders Glandula parotis und Glandula submandibularis) erfolgt u. a. zum Ausschluß von Steinen (Verschluß eines oder mehrerer Gänge bei sonst normaler Füllung), zum Nachweis von Tumoren (Verdrängungserscheinungen), zum Nachweis von Stauungen (Gangerweiterungen) und zur Darstellung entzündlicher Veränderungen (traubenförmige Gangektasie).

11.2. Die Kontrastdarstellung der Speiseröhre

Röntgendiagnostik ist erforderlich bei Schlucklähmung, zum Divertikel-Nachweis (vgl. ZENKERsches Pulsions- oder Hypopharynxdivertikel und Traktionsdivertikel), bei Stenosen nach Verätzungen und Verletzungen, bei Tumoren.

11.3. Die Röntgenuntersuchung des Kehlkopfes

Die Kontrastdarstellung des Kehlkopfes (Laryngographie) ist ein sehr spezielles Verfahren, um besonders eine genaue Lokalisation der Kehlkopfgeschwülste (im Hinblick auf eine organerhaltende Operation!) zu ermöglichen. Das Verfahren hat sich auch bei der Diagnostik nicht tumorbedingter Kehlkopferkrankungen bewährt.

11.4. Die Schichtuntersuchungen

Die Schichtuntersuchung des Os temporale und des Larynx hat weiter dazu beigetragen, diagnostische Fehler zu vermeiden.

Teil III

EINIGE GRUNDBEGRIFFE ZUR PRÜFUNG DES HÖRVERMÖGENS

von Dr. Dr. med. G. BUSSE

Die unbedingte Voraussetzung für eine Hörprüfung ist die Untersuchung der Ohren (Spiegelbefund). Fremdkörper, Cerumen, Sekretansammlungen usw. sind vor jeder Hörprüfung zu entfernen. Außerdem muß man erwarten können, daß der Patient selbst ehrlich bemüht ist, den Arzt zu unterstützen, und keine wissentlich falschen Angaben macht. Durch die Hörprüfung ist zu klären, ob eine Schalleitungs- (Mittelohr-) oder Schallempfindungsschwerhörigkeit (Innenohr) vorliegt. Wir kennen:

> Die **einfache Hörprüfung**
>
> Flüstersprache
>
> Umgangssprache
>
> Die **instrumentelle Hörprüfung** mit Stimmgabeln
>
> Rinnescher Versuch
>
> Weberscher Versuch
>
> Schwabachscher Versuch
>
> Gelléscher Versuch
>
> Bestimmung der oberen und unteren Tongrenze
>
> Die **Audiometrie**

12. Die einfache Hörprüfung

Zur einfachen Hörprüfung braucht man einen möglichst ge-
räuscharmen Raum, der eine Entfernung von etwa 5 bis 8 m
von dem zu untersuchenden Patienten gestattet, und eine
Baranysche Lärmtrommel. In erster Linie ist der Patient daran
interessiert, sich im täglichen Leben verständlich zu machen.
Das setzt voraus, daß er selbst versteht. Aus diesem Grunde
prüfen wir sein Sprachgehör ebenfalls mit der Stimme (sog.
phonetische Hörprüfung). Sie umfaßt die Flüster- und Umgangssprache.

12.1. Prüfung mit Flüstersprache

Jedes Ohr wird gesondert überprüft. Dazu ist es notwendig, daß
man ein Ohr vom Hörvorgang ausschließt (vertäubt). Die richtige Vertäubung ist sehr wichtig. Anderenfalls ist durch falsche
Ergebnisse die Hörprüfung wertlos. Dem sitzenden oder
stehenden Patienten ist deshalb von einer Hilfsperson das eine
Ohr zu verschließen. Das kann dadurch geschehen, daß mit
dem Zeigefinger der Tragus fest in den Gehörgang eingedrückt
oder auch mit feuchter Watte verschlossen wird. Zudem werden
mit dem Verschlußfinger schüttelnde Bewegungen ausgeführt
(Wagnersche Schüttelausschaltung). Die am Ohr entstehenden
Reibegeräusche vertäuben im allgemeinen für die Flüstersprache ausreichend. Die andere Hand legt man an die zu prüfende
Seite dem Patienten in Höhe der Augen an den Kopf, damit
er den Untersucher weder sieht und vom Munde ablesen noch
die Entfernung abschätzen kann. Hinter dem Patienten stehende Hilfspersonen müssen darauf achten, daß der zur Ab-
schirmung der Augen benutzte Arm nicht ganz oder teilweise
das zu prüfende Ohr verdeckt. Der seitlich stehende und dem
Ohr zugewandte Arzt flüstert mit der Reserveluft in unregel-
mäßiger Reihenfolge zweistellige Zahlworte (11–99), die der
Proband laut wiederholt. Dabei kann man sich aus der größtmöglichen Entfernung (Mindestabstand 5 m) dem Patienten

schrittweise nähern oder sich vom Ohr des Patienten schrittweise entfernen. Sind die geflüsterten Zahlworte richtig wiederholt worden, so wird die geradlinige Entfernung Ohr–Untersucher in Metern gemessen (z. B. Flüstersprache rechts: 2 m).
Eine Hörfähigkeit direkt an der Ohrmuschel bezeichnet man
als a. c. (ad concham). In gleicher Weise verfährt man bei der
Prüfung des anderen Ohres.

12.2.   Prüfung mit Umgangssprache

Die Prüfungsanordnung für die Umgangssprache ist die gleiche
wie für die Flüstersprache. Hierbei ist jedoch zu berücksichti-
gen, daß die Vertäubung des vom Hörvorgang auszuschließen-
den Ohres stärker sein muß, um ein Überhören zu vermeiden.
Man benutzt dazu die Lärmtrommel nach BARANY. Sie ist
ein Lärmwecker, der dem Patienten direkt an das Ohr gehalten
wird. Reicht dies z. B. bei einer hochgradigen Schwerhörigkeit
nicht aus, so sollte man den Gehörgang mit angefeuchteter
Watte zusätzlich verschließen. Geprüft wird mit der o. a. Zahl-
wortreihe bei normaler Umgangssprache. Auch hier hat der
Patient die Zahlworte laut zu wiederholen. Durch die von ihm
richtig angegebenen Zahlen ermittelt man die Hörentfernung
(z. B. Umgangssprache rechts 3 m, links 5 m).

13.   Die instrumentelle Hörprüfung

Hierzu benötigt man wenigstens eine (a 1 = 435 Hz), besser
mehrere Stimmgabeln (c = 128 Hz; c 3 = 1024 Hz; c 5 =
4096 Hz) und eine Stoppuhr. Setzt man den Stiel einer ange-
schlagenen Stimmgabel auf den Schädel auf, so gerät der Schä-
delknochen in Schwingungen. Hierdurch wird ein Teil des
Schalles direkt über den Knochen zum Innenohr übertragen.
Diesen Übertragungsmechanismus nennen wir Knochenleitung
(KL). Hält man die schwingenden Zinken der Gabel vor den
Gehörgangseingang – wird also der Schall über die Luft des
Gehörganges weitergeleitet –, so spricht man von Luftleitung
(LL). Beim Normalhörigen spielt die Knochenleitung für den

täglichen Hörvorgang keine wesentliche Rolle. Ihr Verhältnis zur weitestgehend besseren Luftleitung beträgt $\frac{KL}{LL} : \frac{1}{3}$.

Ist der die Luftwellen auf das Innenohr übertragende schallleitende Apparat nicht intakt, so kommt es zu einer Schallleitungs- oder Mittelohrschwerhörigkeit. Folgende Ursachen kommen in Frage (Abb. 50): Cerumenverschluß des Gehör-

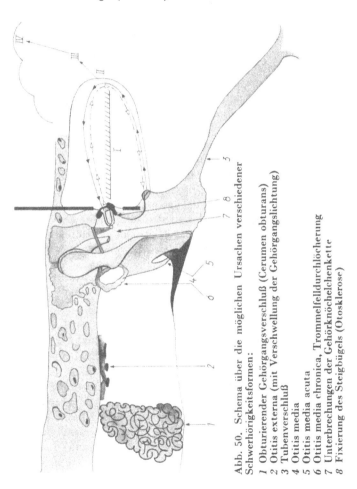

Abb. 50. Schema über die möglichen Ursachen verschiedener Schwerhörigkeitsformen:
1 Obturierender Gehörgangsverschluß (Cerumen obturans)
2 Otitis externa (mit Verschwellung der Gehörgangslichtung)
3 Tubenverschluß
4 Otitis media
5 Otitis media acuta
6 Otitis media chronica, Trommelfelldurchlöcherung
7 Unterbrechungen der Gehörknöchelchenkette
8 Fixierung des Steigbügels (Otosklerose)

138

ganges 1, Otitis externa 2, Funktionsstörung der Tuba Eusta-
chii 3, Trommelfellperforationen 4, Otitis media acuta 5, Otitis
media chronica 6, Unterbrechung der Gehörknöchelchenkette 7
und Stapesfixation (Otosklerose) 8. Die Schalleitung als phy-
sikalischer Vorgang reicht eigentlich bis in das Innenohr
(Scala vestibuli und Scala tympani). In der Klinik wird die
Grenze zwischen Schalleitungsschwerhörigkeit und Innenohrschwerhörigkeit an das ovale Fenster verlegt, da die üblichen
Prüfverfahren die Schalleitung in der Schnecke nicht zu erfassen gestatten.

Die Knochenleitung wird zur Prüfung des Innenohres verwen-
det. Ein Innenohr- oder Schallempfindungsschaden wirkt sich in
einer Verschlechterung der Hördauer für Knochenleitung aus.
Ursächlich kommen in Frage: Schädigungen des Cortischen
Organs, des Hörnerven, der zentralen Hörbahnen und der
Hörrinde (Abb. 50, I, II, III u. IV).

Ein Schalleitungsschaden kann von einem Innenohrschaden
in der allgemeinen Praxis durch einige Stimmgabelprüfungen
unterschieden werden. Folgende Versuche sind erforderlich:

13.1. Der Rinnesche Versuch

Grundlage: Der Versuch nach RINNE beruht auf einem Vergleich zwischen Knochenleitung und Luftleitung

(z. B. $\dfrac{KL}{LL} = \dfrac{30\ s}{90\ s}$ Dauer = normal). Das Verhältnis $\dfrac{KL}{LL}$ wird
für jedes Ohr gesondert festgelegt.

Versuch: Man nimmt eine 128-Hz-(c) oder eine a-1- = 435-Hz-
Stimmgabel und schlägt sie maximal am Handballen oder am
Oberschenkel an (nicht an harten Gegenständen, sonst schwin-
gen störende Obertöne mit). Der Stiel der schwingenden Stimmgabel wird dem Patienten auf den Warzenfortsatz hinter dem
Ohr fest aufgesetzt. Man mißt dabei mit der Stoppuhr die
Dauer der Tonwahrnehmung über die Knochenleitung. Ver-
nimmt der Patient nichts mehr, zeigt er dies durch eine Hand-
bewegung an. Die noch immer schwingende Stimmgabel wird
nun in etwa 1 cm Abstand vor das Ohr gehalten, um die Hörfähigkeit über die Luftleitung zu ermitteln. Hört der Proband
auch hier nichts mehr, hält man die Stoppuhr an (Abb. 51).

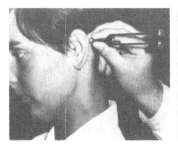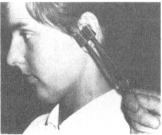

Abb. 51. Der Rinnesche Versuch:

a. Prüfung der Hördauer bei Zufuhr des Schalles über Knochenleitung (der Stiel der schwingenden Stimmgabel wird auf den Knochen des Warzenfortsatzes aufgesetzt).

b. Nach Verschwinden der Tonwahrnehmung bei der unter a. angegebenen Versuchsanordnung werden die noch schwingenden Stimmgabelzinken in 1 cm Abstand vor den Gehörgangseingang der zu untersuchenden Person gebracht.

Versuchsergebnis: Ist die Tonwahrnehmung über die Luftleitung besser (LL besser als KL), so bezeichnet man es allgemein als Rinne positiv $(+)$. Im umgekehrten Falle ist der Rinne negativ $(-)$.

Bei Messung der Hördauer für LL und KL sind folgende Verhältnisbeispiele denkbar:

1. $\dfrac{KL}{LL} = \dfrac{30\ s}{90\ s}$ = Rinne $+$ = normal

2. $\dfrac{KL}{LL} = \dfrac{30\ s}{15\ s}$ = Rinne $-$ = Schalleitungsschwerhörigkeit

3. $\dfrac{KL}{LL} = \dfrac{10\ s}{30\ s}$ = Rinne $+$ = Innenohrschwerhörigkeit verkürzt

13.2. Der Webersche Versuch

Versuch: Die angeschlagene Stimmgabel wird dem Patienten direkt in der Mitte der Schädelkalotte auf den Kopf gesetzt (Abb. 52).

140

Versuchsergebnis: Es ergeben sich folgende Möglichkeiten:

1. Der Ton wird in die Mitte des Schädels lokalisiert. Das bedeutet: Beide Ohren hören gleichwertig. Der „Weber" wird nicht lateralisiert.

2. Der Ton wird im erkrankten Ohr wahrgenommen, d. h. nach der kranken Seite lateralisiert. Das bedeutet: Es liegt eine Schalleitungsschwerhörigkeit vor.

3. Der Ton wird im besser hörenden Ohr wahrgenommen, d. h., die Lateralisation erfolgt nach der gesunden Seite: Innenohrschwerhörigkeit.

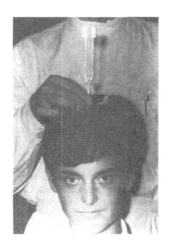

Abb. 52. Der Webersche Versuch: Der Stiel einer schwingenden Stimmgabel wird auf den Scheitel einer Versuchsperson aufgesetzt.

13.3. Der Schwabachsche Versuch

Grundlage: Bei dem Versuch nach SCHWABACH mißt man die Hördauer für die Knochenleitung des Patienten für jedes Ohr gesondert und vergleicht sie mit der Knochenleitungshördauer einer normalhörigen Person bzw. mit der des normalhörigen Untersuchers.

Versuch: Die schon benutzte angeschlagene Stimmgabel wird mit dem Stiel auf den Warzenfortsatz hinter dem Ohr des Patienten fest aufgesetzt. Mit der gleichzeitig laufenden Stoppuhr mißt man die Dauer der Tonwahrnehmung. Hört der Patient nichts mehr, wird die noch immer schwingende Stimmgabel auf das Mastoid des normalhörigen Untersuchers gesetzt und die Abklingdauer mit der Stoppuhr fixiert (Abb. 53).

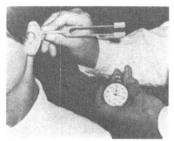
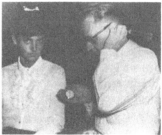

Abb. 53. Der Schwabachsche Versuch: Der Stiel einer schwingenden Stimmgabel wird auf den Knochen des Warzenfortsatzes der zu untersuchenden Person aufgesetzt. Die Hördauer bei dieser Form der Schallzuführung wird mit der Stoppuhr gemessen. Nach Schwinden der Tonwahrnehmung von seiten der Versuchsperson setzt der Untersucher die noch schwingende Stimmgabel auf den eigenen Warzenfortsatz auf und mißt, wie lange er selbst (bis zum endgültigen Abschwingen der Stimmgabel) den Ton noch wahrnehmen kann. Dieser Versuch hat selbstverständlich nur dann Bedeutung, wenn der Untersucher selbst normalhörig ist.

Versuchsergebnis: Folgende Verhältnisbeispiele sind denkbar:

1. $\dfrac{\text{KL des Pat.} \qquad 30\ \text{s}}{\text{KL des Unters.} \qquad 30\ \text{s}}$ = normal

2. $\dfrac{\text{KL des Pat.} \qquad 10\ \text{s}}{\text{KL des Unters.} \qquad 30\ \text{s}}$ = Innenohrschwerhörigkeit

3. $\dfrac{\text{KL des Pat.} \qquad 40\ \text{s}}{\text{KL des Unters.} \qquad 30\ \text{s}}$ = Schalleitungsschwerhörigkeit

13.4. Der Gellésche Versuch

Grundlage: Eine Schalleitungsschwerhörigkeit bei reizlosem Trommelfell und gut durchgängiger Tube legt den Verdacht einer Otosklerose nahe. Durch den Gelléschen Versuch kann man eine Versteifung bzw. eine Fixation der Steigbügelfußplatte wahrscheinlich machen.

Versuch: Verschließt man luftdicht mit dem Politzerballon den äußeren Gehörgang und komprimiert die Luft, so drückt sich

142

die Steigbügelfußplatte tiefer in das ovale Fenster. Dabei nimmt normalerweise die Tonwahrnehmung einer schwingenden, auf den Warzenfortsatz oder auf die Olive des Politzerballons aufgesetzten Stimmgabel ab (Gellé +). Bei der Fixation der Fußplatte bleibt die Tonwahrnehmung gleichbleibend erhalten (Gellé —) (Abb. 54).

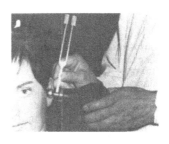

Abb. 54. Der Gellésche Versuch: Ein Politzerballon wird mit seiner Olive luftdicht in den äußeren Gehörgang eingesetzt. Eine angeschlagene Stimmgabel wird mit ihrem Stiel auf den Olivenhals aufgesetzt. Durch wechselnde Verdünnung und Verdichtung der Luft im Gehörgang, hervorgerufen durch aufeinanderfolgendes Zusammendrücken und Entfaltenlassen des Gummiballes, wird bei normalem Hörvermögen eine wechselnd gute Tonwahrnehmung hervorgerufen: Verdichtung der Luft im Gehörgang führt zu einer Abschwächung der Tonwahrnehmung, Verdünnung zu einer Verstärkung.

13.5. Die Bestimmung der oberen und der unteren Tongrenze

Die ungefähre Festlegung der oberen und unteren Tongrenze dient zur Orientierung über den Hörverlust des gesamten Hörbereiches. Allgemein steigt die untere Tongrenze bei einer Schalleitungsschwerhörigkeit an, während bei einer Schallempfindungsstörung die obere Tongrenze absinkt. Besonders die Prüfung mit einer c^5-Gabel ist für die Feststellung einer Innenohrschwerhörigkeit von Wichtigkeit, da die klinische Erfahrung lehrt, daß jeder Innenohrschaden in diesem Bereich sich bemerkbar macht.

Die Ergebnisse dieser relativ leicht durchzuführenden Versuche schreibt man der besseren Übersicht wegen in einem Schema auf:

	Ohr		
	rechts	links	
Flüstersprache	0,50 m	6 m	
Umgangssprache	2 m	6 m	
RINNE	(—)	(+)	Schalleitungsschwer-
WEBER	←		hörigkeit rechts
SCHWABACH	40 s	30 s	
obere Tongrenze	c^5	c^5	
untere Tongrenze	a^1	128 Hz	

	Ohr		
	rechts	links	
Flüstersprache	6 m	30 cm	
Umgangssprache	6 m	2 m	Innenohrschwer-
RINNE	(+)	(+) verkürzt	hörigkeit links
WEBER	←		
SCHWABACH	30 s	10 s	
obere Tongrenze	c^5	c_3*)	
untere Tongrenze	128 Hz	128 Hz	

*) An Stelle der oberen Tongrenze kann die Hördauer für c^5 gesetzt werden, für das angeführte Schema c^5 ∅.

Mit den beschriebenen Untersuchungsmethoden kann man sich schnell und ohne großen Aufwand über das Hörvermögen eines Patienten und den Sitz einer Hörstörung orientieren. Sie stehen jedem Arzt in der täglichen Praxis zur Verfügung und sind bei Vermeidung allzu grober Fehler ausreichend.

14. Die Audiometrie

Genauere, vor allem qualitative und quantitative Meßresultate erhält man durch elektroakustische Apparate, sog. Audiometer. Mit ihnen kann man die Intensität in dB genau einstellen und die Frequenz der Töne in Oktaven messen. Es ist dadurch möglich, den gesamten Tonbereich des täglichen Gebrauchs bei einem Patienten zu überprüfen. Die zur Messung notwendige Bezugsgröße ist dabei das akustische Dezibel (dB). Das Dezibel entspricht dem kleinsten, von unserem Ohr wahrnehmbaren Intensitätsunterschied. Man mißt mit dem Audiometer den gerade wahrnehmbaren Ton oder die Schwelle in den einzelnen Frequenzen und bezeichnet deshalb diese Methode als Schwellenaudiometrie.

Die Ergebnisse werden für jedes Ohr gesondert auf eine vorgedruckte Karte aufgeschrieben. Eine solche ausgefüllte Karte bezeichnet man als Audiogramm. Sie hat dokumentarischen Wert und ist heute unerläßlich, z. B. zur Begutachtung von Rentenansprüchen. Die auf das Audiometer aufzulegende und durch Löcher befestigte Karte ist so gestaltet, daß auf der oberen Kante (Abszisse) die einzelnen Tonhöhen (Frequenz) und an der linken Kante (Ordinate) die Tonstärke oder Intensität in Dezibel (dB) gedruckt sind (Abb. 55 und 56). Die Tonstärke (Intensitätsskala) beginnt mit dem Wert 0 für alle Töne (sog. 0-Linie) und ist etwa die Schwelle eines Normalhörenden. Eine Hörfähigkeit unter dieser Linie ist ein Hörverlust, gemessen in Dezibel, z. B. Tonhöhe 1000 Hz, Tonstärke 40 dB. Dieser Punkt wird auf der Audiogrammkarte eingetragen. Die gesamte Tonskala ist auf diese Weise zu überprüfen, und man erhält somit eine Reihe von Punkten, die man miteinander verbindet. Insgesamt stellen sich für jedes Ohr zwei Linien dar. Die eine davon ist die Knochenleitungs-, die andere die Luftleitungskurve.

An jedem Audiometer befinden sich zwei Hörvorrichtungen. Die Luftleitung prüft man mit einem Kopfhörer und die Knochenleitung mit einem auf den Warzenfortsatz fest aufzudrückenden Vibrations- oder Knochenleitungshörer. Die

145

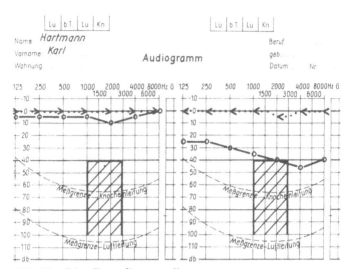

Abb. 55. Schwellenaudiogramm*):
Linke Seite: Normales Hörvermögen.
Rechte Seite: Absinken der Luftleitungskurve bei normaler Lage der
Knochenleitungskurve. Typische Mittelohrschwerhörigkeit. Die Luft-
leitungskurve durchschneidet nicht das schraffierte Feld. Das Sprach-
verständnis ist deshalb kaum eingeschränkt.

Audiometer sind so geeicht, daß die beiden Linien (Luft- und
Knochenleitung) sich auf der Nullgeraden vereinen (Abb. 55,
linke Seite). Wie erwähnt, ist die Luftleitung etwa dreimal
besser als die Knochenleitung. Die Fehlerbreite beträgt etwa
5 bis 10 dB.

Die sich ergebenden Prüfkurven (2 Luftleitungs- und 2 Kno-
chenleitungskurven) werden im internationalen Schrifttum
durch bestimmte Zeichen wiedergegeben. Für die Luftleitungskurve werden die Meßpunkte des rechten Ohres durch
Punkte bzw. durch kleine Kreise, die des linken Ohres durch
Kreuze dargestellt. Die Kurven werden von Meßpunkt zu
Meßpunkt als Strich durchgezogen. Es ergibt sich demnach
folgende Darstellungsweise:

Für rechts o—o—o, für links x—x—x

*) Die dargestellten Audiogramme entsprechen dem Routinebetrieb der Klinik und sind
nicht mit der internationalen Zeichengebung versehen.

146

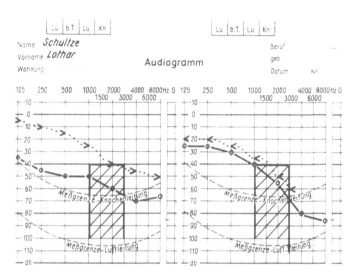

Name *Schultze*
Vorname *Lothar*
Wohnung

Audiogramm

Beruf
geb.
Datum   Nr.

Abb. 56. Linke Seite: Knochen- und Luftleitungskurve fallen in Richtung auf die oberen Frequenzen hin ab. Zwischen Luftleitungs- und Knochenleitungskurve besteht eine deutliche Lücke. Typische kombinierte Schwerhörigkeit. Die Luftleitungskurve kreuzt das schraffiert angegebene Feld. Es darf mit einer erheblichen Minderung des allgemeinen Sprachverständnisses gerechnet werden.

Rechte Seite: Luftleitungs- und Knochenleitungskurve verlaufen praktisch deckungsgleich. Sie sinken in Richtung auf die oberen Frequenzen hin stetig ab. Typische Innenohrschwerhörigkeit.

Die Meßpunkte der Knochenleitungskurve werden in Form liegender Winkel eingezeichnet. Für das rechte Ohr zeigt die Spitze des Winkels nach rechts, für das linke nach links. Die Winkel werden durch eine gestrichelte Linie miteinander verbunden. Das Kurvenbild sieht demnach folgendermaßen aus:

Rechts ＞···＞···＞, links ＜···＜···＜

In der klinischen Praxis schreibt man diese Kurven im allgemeinen mit Farbstift, und zwar die Kurven des linken Ohres rot und die des rechten Ohres grün. Die Farbgebung wirkt besonders übersichtlich, wenn die Meßergebnisse beider Ohren in einem Schema eingetragen werden.

147

Für die verschiedenen Schwerhörigkeitsformen ergeben sich folgende Kurvenbilder:

Schalleitungs- oder Mittelohrschwerhörigkeit

Die Knochenleitungskurve verläuft auf oder im Abstand von 5 bis 10 dB unter der 0-Linie, die Luftleitungskurve in unterschiedlichem dB-Verlust von der 0-Linie (Abb. 55, rechte Seite).

Schallempfindungs- oder Innenohrschwerhörigkeit

Knochenleitungskurve und Luftleitungskurve verlaufen in unterschiedlichem Abstand von der 0-Linie, wobei in den oberen Frequenzen meist der größte Hörverlust zu verzeichnen ist.

Für die Beurteilung der Kurvenbilder hat sich in der allgemeinen Praxis folgende Faustregel als nützlich erwiesen. Das gesamte Hörfeld wird durch die 30-dB-Linie und die 60-dB-Linie in 3 Felder unterschiedlicher Intensität eingeteilt. Auf diese Weise entsteht ein Gebiet zwischen der 0- und 30-dB-Linie, ein zweites zwischen der 30- und 60-dB-Linie und ein dritter Abschnitt unter der 60-dB-Linie. Verlaufen die Schwellenkurven über der 30-dB-Linie, so darf das Hörvermögen als normal angesehen werden. Nur bei einem Kurvenverlauf um die 30-dB-Linie kann man von einer leichten Schwerhörigkeit sprechen. Liegt die Luftleitungskurve (Mittelohrschwerhörigkeit) oder Luft- und Knochenleitungskurve (Innenohrschwerhörigkeit) zwischen der 30- und der 60-dB-Linie, so handelt es sich um eine mittelgradige bis hochgradige (50 bis 60 dB) Schwerhörigkeit. Schwerhörigkeiten mit Schwellenkurvenverlauf in diesem Gebiet sind bei Schalleitungsstörungen (zumal bei der Otosklerose, bei Folgezuständen nach chronischer Otitis oder auch bei noch bestehender chronischer Otitis) operativ und gegebenenfalls auch apparativ (Hörapparat!) ausgleichbar. Derartige Kranke sollten immer dem Facharzt vorgestellt werden. Innenohrstörungen sind auch in diesem Bereich nur apparativ zu verbessern, wobei bei dieser Schwerhörigkeitsform die oft schwierige Anpassung eines Hörgerätes (Recruitment, Lautheitsausgleich) immer einer Klinik mit entsprechenden Einrichtungen überlassen werden sollte.

148

Schwellenkurven unterhalb der 60-dB-Linie lassen eine hochgradige, praktisch an Taubheit grenzende Schwerhörigkeit erkennen. Hier ist weder operativ (bei überwiegenden Mittelohrstörungen) noch apparativ (bei Mittelohr- und Innenohrstörungen) eine ausreichende Wiederherstellung des Hörvermögens möglich.

Wichtig ist die schwierige Frage, bei welchem Schwellenkurvenverlauf Sprachverständnisschwierigkeiten auftreten. Die Suche zur Beantwortung dieser Frage hat zur Entwicklung der sog. Sprachaudiometrie geführt, bei der Prüfworte bestimmter regulierbarer Intensität dem Prüfling zum Nachsprechen auf elektroakustischem Weg übermittelt werden. Eine grobe und in der Praxis durchaus bewährte Orientierung über das Sprachverständnis ist aber auch ohne diese aufwendige Methode aus dem Schwellenaudiogramm möglich. Umreißt man auf einem Schwellenaudiogrammformular die Fläche zwischen 1000 und 3000 Hz bis zur Höhe von 40 dB, so entsteht ein Rechteck (Abb. 55, linke Seite). In der Praxis ist es eine immer wieder bestätigte Beobachtung, daß in dem Augenblick, in dem die Schwellenkurven dieses Rechteck durchschneiden, mehr oder minder starke Störungen des Sprachverständnisses auftreten. Dies ist zwar ein grobes Orientierungsverfahren, aber in der allgemeinen Praxis durchaus nützlich, wenn Sprachverständnisschwierigkeiten aus einem Schwellenaudiogramm abgelesen werden sollen. Aus den Einzeichnungen des Rechteckes in der Abb. 56 geht hervor, daß in diesen angenommenen Fällen Störungen des Sprachverständnisses vorhanden sein müssen, während in Abb. 55 (rechte Seite) keine Hinweise auf derartige Störungen vorhanden sind. (Die Luftleitungskurve durchschneidet das Rechteck nicht in wesentlichen Teilen.)

Die Prüfverfahren der Audiometrie beschränken sich nicht auf die Bestimmung der Hörschwelle. Die sog. überschwelligen Verfahren bestimmen den Ort einer Schädigung im zentralen Bereich, d. h., sie unterscheiden zwischen Störungen im Innenohr und im Verlauf der zentralen Hörbahn. Neben diesen Prüfmethoden gibt es spezielle Verfahren, wie die verschiedenen Formen der Sprachaudiometrie, die Richtungsaudiometrie und die objektive Audiometrie (Reflexaudiometrie und Computeraudiometrie) – um nur die wesentlichsten Arbeitsgebiete zu nennen –, die heute für die verschiedenen Hörstörungen eine Feinheit der Diagnostik erlauben, die noch vor einem Jahrzehnt als undenkbar erschienen wären. Mit dieser Entwicklung sind aber Untersuchungsverfahren und endgültige Beurteilung äußerst verwickelt geworden. Es ist deshalb dringend zu empfehlen, zur Entscheidung schwieriger Fragen sich immer des Rates einer auf diesem Gebiet über die nötige Erfahrung verfügenden klinischen Stelle zu versichern und derartige Untersuchungen am besten dort ausführen zu lassen.

Teil IV

EINIGE GRUNDBEGRIFFE ZUR PRÜFUNG DES GLEICHGEWICHTSAPPARATES

Von Dr. med. H. KOCH

15. Einleitung

Der Vestibularapparat ist ein Sinnes- und Reflexorgan. Gemeinsam mit dem Gesichtssinn, dem Tastsinn, der Oberflächen- und Tiefensensibilität vermittelt das Vestibularorgan Empfindungen für Körperlage und Körperbewegungen. Reflektorisch erfolgt einerseits die spontane Regulation des Körpergleichgewichts in Ruhe und Bewegung und andererseits zusammen mit okulären Reflexmechanismen die Fixation des eingestellten Blickfeldes bei Kopfbewegungen.

Die vestibulären Sinnesendstellen sind die maculae staticae und cristae ampullares. Die von ihnen perzipierten Reize gelangen über den Nervus vestibularis, dessen Ganglion im inneren Gehörgang liegt, zu den Vestibulariskernen in der Medulla oblongata und zu Kernen im Kleinhirn. Von den Vestibulariskernen ziehen sekundäre Reflexbahnen zum Nervus vagus, zu motorischen Nerven der Augenmuskeln, der Stammes- und Extremitätenmuskulatur sowie zur Halsmuskulatur. Die nervalen Verbindungen bewirken bei Vestibularisreizung vegetative Symptome, Änderung der Blickmotorik bzw. Nystagmusreaktionen und Tonusänderungen der Stammes- und Extremitätenmuskulatur bzw. Reflexbewegungen des Rumpfes, der Extremitäten und des Kopfes.

Die maculae staticae und cristae ampullares befinden sich innerhalb des mit Endolymphe ausgefüllten häutigen Labyrinthes. Im Utriculus hat die macula statica eine überwiegend horizontale, dagegen im Sacculus eine vertikale Achse. Als adäquater Reiz der Vorhofsinnesorgane gilt die positive bzw. negative geradlinige Beschleunigung in vertikaler oder horizontaler Richtung. Die cristae staticae sind quergestellt in die ampullae membranaceae der drei senkrecht zueinander angeordneten Bogengänge eingelagert. Mit ihrer halbmondförmigen Cupula verschließen sie das Lumen der Ampulle allseitig dicht. Der adäquate Reiz der Bogengangsorgane sind Winkelbeschleunigungen, die in den der Drehebene entsprechenden Bogengangspaaren eine Endolymphströmung hervorrufen. Die Endolymphströmung verursacht den Sinnesreiz durch Ablenkung der Cupula, die entsprechend der Strömungsrichtung utrikulopetal oder utrikulofugal erfolgen kann. Von den Sinnesendstellen beider Labyrinthe werden ständig tonisierende Impulse zentripetal abgegeben, die sich im Ruhezustand auf beiden Seiten äquivalent zueinander verhalten. Die utrikulopetale Cupulaablenkung steigert, die utrikulofugale Cupulaablenkung vermindert die elektrische Spontanaktivität der Sinnesendstellen. In den Vestibulariskernen entsteht infolge der Cupulaablenkung eine Tonusdifferenz, die eine reflektorische Ausgleichsbewegung des Rumpfes, der Extremitäten und der Augen bewirkt. Die spiegelbildliche Stellung der Bogengänge beider Seiten zueinander erhöht bei beschleunigenden Drehbewegungen die Tonusdifferenz, da bei ampullofugaler Endolymphströmung der einen Seite eine ampullopetale Strömung auf der anderen Seite mit entsprechender Cupulaablenkung besteht.

Beispiel: Eine auf einem Drehstuhl sitzende Versuchsperson wird nach mehrmaligen linksgerichteten Umdrehungen gestoppt. Im linken horizontalen Bogengang entsteht eine ampullofugale, im rechten horizontalen Bogengang eine ampullopetale Trägheitsströmung der Endolymphe. Linksseitig erfolgt dementsprechend eine utrikulofugale und rechtsseitig eine utrikulopetale Cupulaablenkung, wodurch eine vestibuläre Tonusdifferenz zugunsten der rechten Seite hervorgerufen wird. Die sichtbaren Folgeerscheinungen dieser veränderten Tonuslage sind rechtsgerichtete Nystagmusschläge, Linksdrehung des Kopfes und Rumpfes sowie Abweichung der ausgestreckten Arme nach links.

Krankheitsprozesse im peripheren oder zentralen Vestibularisbereich können die vestibuläre Ruhetonuslage verändern und dadurch Nystagmusreaktionen und Gleichgewichtsstörungen verursachen. Die Vestibularisdiagnostik stützt sich deshalb

152

vor allem auf den spontanen und experimentellen Nystagmusbefund und auf das Ergebnis der Gleichgewichtsprüfung. Zusammen mit der Anamnese und dem klinischen Befund ermöglicht die Nystagmusuntersuchung wertvolle Rückschlüsse auf Lokalisation, Art und Grad der vestibulären Funktionsstörung.

Die Vestibularisprüfung wird zweckmäßig nacheinander mit folgenden Untersuchungen durchgeführt:

1. Erhebung einer zielgerichteten Anamnese,
2. Prüfung des Gleichgewichtes,
3. Untersuchung des spontanen Nystagmus,
4. Untersuchung des experimentellen Nystagmus.

16.   Die Erhebung der Anamnese

Die Sinnesempfindung einer Vestibularisstörung ist eine Vertigo mit Bewegungshalluzination. Als Ursachen vestibulärer Schwindelbeschwerden können folgende Krankheitsprozesse in Erwägung gezogen werden (Abb. 57):

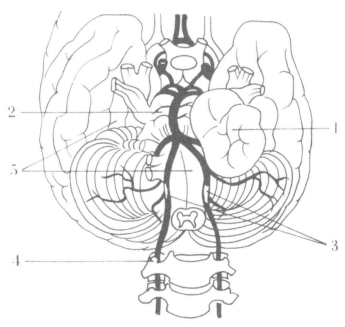

Abb. 57. Schematische Darstellung der zentralen Ursachen von Schwindelbeschwerden
1 Kleinhirnbrückenwinkeltumor
2 Erkrankungen des ZNS (z. B. Multiple Sklerose)
3 Arteriosklerose
4 Kompression der A. vertebralis durch Halswirbelveränderungen (z. B. Osteoarthrose, Trauma)
5 Hirntrauma

16.1. Mögliche Ursachen von Schwindelbeschwerden

Labyrinthitis, Labyrinthhydrops
Neuritis des Nervus vestibularis
Hirntumor, Hirntrauma, Hirnabszeß, Enzephalitis, Lues
Durchblutungsstörungen infolge Arteriosklerose oder HWS-Veränderungen
Intoxikationen durch Urämie, Alkohol, Chinin oder Streptomyzin

Selten gelingt dem Patienten, die Schwindelempfindung sofort exakt zu formulieren. Nicht jeder Schwindel ist vestibulär verursacht. Eine gezielte Befragung nach der Art der Schwindelempfindung unter Zuhilfenahme von vergleichenden Bewegungssensationen, z. B. Karussellfahren, Fahrstuhlfahren usw., ist differentialdiagnostisch wichtig.
Folgende Zusammenstellung informiert über Schwindelarten:

16.2. Nicht vestibulär verursachte Schwindelbeschwerden

Psychogener Schwindel (z. B. Claustrophobie, Agoraphobie)
Okulärer Schwindel (z. B. Diplopie)

16.3. Vestibulär verursachte Schwindelbeschwerden

Drehschwindel
Schwankschwindel
Liftschwindel
Lateropulsion, Laterotraktion
Betrunkenheits- und Unsicherheitsgefühl

Durch Angaben von Dauer und zeitlichem Abstand der Schwindelbeschwerden sowie von Kopflagen bzw. von Kopfbewegungen, die Schwindelgefühl auslösen, können Anfalls-, Dauer- und Lageschwindel unterschieden werden. Der Anfallsschwindel beginnt plötzlich ohne Prodrome und klingt nach einer Dauer von Minuten, Stunden oder Tagen wieder ab. Zwischen den einzelnen Schwindelattacken bestehen symptomfreie Intervalle. Der Anfallsschwindel ist charakteristisch für die Ménièresche Krankheit. Der Dauerschwindel besteht bei wechselnder Intensität über Monate und Jahre und tritt bei Hirntraumen und Hirntumoren auf. Der Lageschwindel, der eine zentrale oder periphere Ursache hat, wird durch Einnehmen bestimmter Kopflagen bzw. Kopfstellungen ausgelöst.

17.   Gleichgewichtsprüfungen

17.1.   Statische Gleichgewichtsprüfungen

Rombergscher Versuch: Patient steht aufrecht mit gehobenem
Kopf sowie geschlossenen Augen und Füßen. Fallneigungs-
richtung bzw. Schwanken nach vorn, hinten oder seitwärts
werden registriert.

Modifizierter Rombergscher
Versuch nach BARRE (Bleilot-
versuch): Patient steht in freier,
aufrechter Haltung vor einem
Türpfosten oder einer vertikalen Vergleichslinie. Die Versuchsanordnung ist korrekt,
wenn vom Untersucher die
laterale Kopfbegrenzung des
Patienten in Übereinstimmung
mit der Vergleichslinie gesehen
wird. Zur Vermeidung von
Kompensationsbewegungen
wird die Aufmerksamkeit des
Patienten mit dem Jendrassik-
schen Handgriff (Abb. 58) abgelenkt. Durch Vergleich der
Kopfstellung mit der markier-
ten Vertikalen kann sogar eine
geringe Seitenabweichung auf-
gedeckt werden.

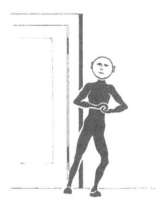

Abb. 58. Modifizierter Rombergscher Versuch nach BARRE.
Durch Auseinanderziehen der
fest ineinander gehakten Finger
beider Hände wird die Aufmerksamkeit des Patienten herab-
gesetzt (Jendrassikscher Handgriff).

17.2.   Kinetische Gleichgewichtsprüfungen

Gangprobe: Patient geht mit geschlossenen Augen eine vom
Untersucher angewiesene gerade Strecke. Die Richtung der
Seitenabweichung wird registriert.

Gehprüfung nach BABINSKI und WEIL: Patient geht mit
geschlossenen Augen eine festgelegte gerade Strecke mindestens 5mal vorwärts und rückwärts. Eine Seitenabweichung

von mehr als 45° zur Teststrecke wird gewertet. Durch Addition der Seitenabweichung beim Vorwärts- und Rückwärtsgehen kann ein „Sterngang" (marche en étoile) zustande kommen (Abb. 59).

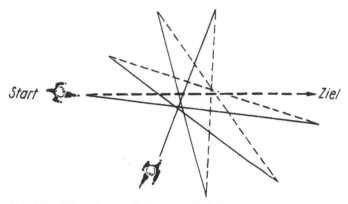

Abb. 59. Gehprüfung nach BABINSKI und WEIL.

Tretversuch nach UNTERBERGER: Patient wird aufgefordert, mit hochangezogenen Knien auf der Stelle zu treten. Bei gestörter Vestibularisfunktion ist eine kreisförmige Seitenabweichung zu beobachten.

17.3. Beurteilung der Befunde der Gleichgewichtsprüfung

Die Gleichgewichtsprüfungen orientieren über vestibulospinale Reaktionen. Die Abweichung oder Drehbewegung erfolgt bei Unterfunktion oder Ausfall zur Seite der Labyrinthschädigung, dagegen bei einem labyrinthären Reizzustand zur Gegenseite. Besteht Fallneigung, so ist bei labyrinthären Läsionen eine Abhängigkeit von der Kopfstellung zu beobachten. Rasches Fallen bei Durchführung des Rombergschen Versuches unabhängig von der Kopfhaltung sowie breitbeiniger und unsicherer Gang deuten auf einen Hirnprozeß.

18.   Untersuchung des spontanen Nystagmus

Der Augennystagmus ist die Bezeichnung für unwillkürliche, gleichmäßige Bewegungen der Augäpfel. Nach dem Bewegungsablauf werden zwei Hauptformen unterschieden: der Pendelnystagmus und der Rucknystagmus. Während der Pendelnystagmus als Symptom verschiedener angeborener oder erworbener Augenkrankheiten auftritt, ist der Rucknystagmus für die Vestibularisdiagnostik das wichtigste objektive Symptom. Der vestibuläre Nystagmus ist stets ein Rucknystagmus, d. h. ein rhythmischer Bewegungsvorgang beider Augen mit einer deutlich erkennbaren langsamen und schnellen Komponente. Der sich wiederholende Bewegungsablauf des vestibulären Nystagmus beginnt mit einem langsamen Abweichen der Augäpfel in eine Seitenstellung. Ohne Pause erfolgen der Richtungswechsel und die ruckartige Rückbewegung in die Ausgangsstellung während der schnellen Nystagmusphase.

Der Nystagmusbefund besteht aus der Angabe der Schlag- und Seitenrichtung sowie der Frequenz und Amplitude. Die Schlag- und Seitenrichtung wird nach dem Bewegungsablauf während der schnellen Nystagmusphase festgelegt. Nystagmusschläge können also horizontal und rotatorisch nach rechts und links sowie vertikal nach oben oder unten erfolgen. Selten ist der diagonale Nystagmusbefund nach rechts oder links oben bzw. unten. Die Amplitude wird als fein-, mitteloder grobschlägig und die Schlagfolge als wenig, mittel- oder sehr frequent angegeben. Zur Aufzeichnung der Nystagmusbefunde werden nachfolgende Symbole verwendet (Abb. 60).

Der vestibuläre Nystagmus kann als manifestes oder latentes Symptom vorliegen. Zu den manifesten Nystagmustypen zählt der Spontannystagmus, der Blickrichtungsnystagmus und die Augendeviation (deviation conjugée). Ein latenter Nystagmus läßt sich nur durch Lockerungsmaßnahmen, z. B. Kopfschütteln oder Einnehmen einer bestimmten Kopflage, nachweisen. Einen Überblick der verschiedenen Nystagmustypen vermittelt folgendes Schema (Abb. 61).

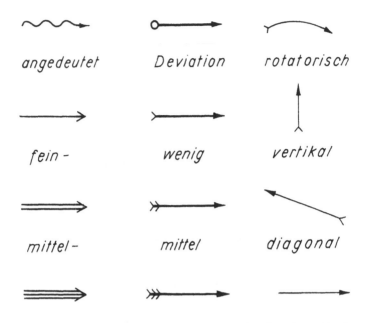

angedeutet	*Deviation*	*rotatorisch*
fein –	*wenig*	*vertikal*
mittel –	*mittel*	*diagonal*

grobschlägig sehr frequent horizontal

Abb. 60. Nystagmussymbole.

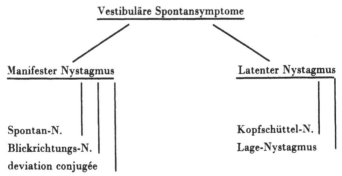

Abb. 61. Die verschiedenen vestibulären Nystagmusreaktionen.

160

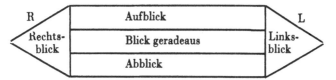

R	Aufblick	L
Rechts-blick	Blick geradeaus	Links-blick
	Abblick	

Abb. 62.   Schema der fünf Hauptblickrichtungen nach FRENZEL.

Die Nystagmusuntersuchung beginnt mit der Augenbeobachtung am sitzenden Patienten in den 5 Hauptblickrichtungen (Abb. 62). Dabei ist darauf zu achten, daß der Untersucher bei der Augenführung mit dem vorgehaltenen Finger einen Mindestabstand von 1 m einhält und die Seitenstellung einen Winkelabstand zur Mittelstellung von 45° nicht überschreitet. Anderenfalls kann ein physiologischerweise auftretender Fixations- bzw. Endstellungsnystagmus fehlgedeutet werden. Um einen Blickrichtungsnystagmus handelt es sich, wenn ein Nystagmus beobachtet wird, dessen Schlagrichtung von der eingenommenen Blickrichtung abhängig ist. Bleibt in verschiedenen Blickrichtungen die Nystagmusrichtung konstant, so besteht ein Spontannystagmus. Die langsame Zwangsbewegung der Augen in eine Seitenstellung ohne Zurückrucken in Mittelstellung wird als deviation conjugée bezeichnet und ist als vestibulärer Nystagmus, dessen schnelle Komponente fehlt, zu bewerten. Während die Prüfung auf Blickrichtungsnystagmus stets ohne Brille erfolgt, ist es zweckmäßig, für die folgenden Nystagmusprüfungen eine Leuchtbrille nach FRENZEL oder eine Bartelsbrille zu verwenden. Die Verwendung einer Leuchtbrille im Dunkelraum verhindert nicht nur eine optische Fixation, die einen schwachintensiven vestibulären Nystagmus unterdrücken kann, sondern gestattet auch eine bessere Augenbeobachtung. Bei der Benutzung der Bartelsbrille muß der Untersucher darauf achten, alle Bewegungen im Gesichtsfeld des Patienten zu vermeiden, da die Fixation nicht vollständig aufgehoben wird. Anderenfalls kann ein optokinetischer Nystagmus auftreten, der Fehldeutungen veranlassen kann. Der optokinetische Nystagmus, auch als Eisenbahnnystagmus bezeichnet, ist ein Rucknystagmus, der bei Fixation von bewegten Gegenständen auftritt, die aus dem Gesichtsfeld verschwinden.

Unter der aufgesetzten Leuchtbrille wird eine Augenbeobachtung bei Blick geradeaus vorgenommen. Zeigt sich auch unter diesen Bedingungen kein Nystagmus, muß versucht werden, durch Lockerungsmaßnahmen einen möglichen latenten Nystagmus sichtbar zu machen. Für die Routineuntersuchung genügt die Augenbeobachtung nach mehrmaligem Kopfschütteln in der Horizontalebene sowie nach Einnehmen der vom Patienten angegebenen Schwindellage.

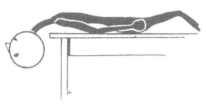

Die Prüfung des Lagenystagmus wird nacheinander in Rückenlage, Rechtslage, Links- und Kopfhängelage durchgeführt. Die Kopfhängelage demonstriert nachfolgende Skizze (Abb. 63).

Abb. 63. Kopfhängelage.

Zur Aufzeichnung der Befunde werden die entsprechenden Nystagmussymbole in nachfolgendes Schema eingezeichnet (Abb. 64).

	Kopfhängelage	
Rechtslage	Rückenlage	Linkslage

Abb. 64. Schema zur Aufzeichnung des Nystagmusbefundes nach Lageprüfung.

162

19. Untersuchung des experimentellen Nystagmus

19.1. Die thermische Vestibularisprüfung

Durch Kalt- oder Warmwasserspülung des äußeren Gehörganges kann eine umschriebene Temperaturänderung der Endolymphe im ampullären Schenkel des horizontalen Bogenganges erzeugt werden. Während Erwärmung das spezifische Gewicht der Endolymphe erniedrigt, wird es durch Abkühlung erhöht. Bei senkrechter Stellung des horizontalen Bogenganges durch Einnehmen der Rückenlage entsteht durch Absinken der abgekühlten Endolymphe eine ampullofugale und durch Aufsteigen der erwärmten Endolymphe eine ampullopetale Strömung. Durch entsprechende Ablenkung der Cupula wird eine Nystagmusreaktion ausgelöst, die nach Wärmereizen zur gereizten Seite und nach Kältereizen zur Gegenseite gerichtet ist.

Warmwasserspülung ← Nystagmus zur gereizten Seite,
Kaltwasserspülung → Nystagmus zur Gegenseite.

Die thermische Nystagmusprüfung wird sowohl mit Kalt- als auch mit Warmwasserspülungen des Gehörganges durchgeführt. Die Gehörgangsspülung erfolgt am liegenden Patienten, dessen Kopf durch eine Unterlage um etwa 30° angehoben ist, mit 50 ml Wasser. Die Spüldauer beträgt 15 s. Als Kältereiz wird Wasser von 30 °C und als Warmreiz Wasser von 44 °C verwendet. Nacheinander werden die rechte und die linke Seite zunächst mit Kaltwasser, dann mit Warmwasser geprüft. Um eine Beeinflussung des Nystagmusbefundes durch die vorangegangene Untersuchung zu vermeiden, muß zwischen den einzelnen Prüfungen eine Pause von mindestens 6 min eingelegt werden. Bei Einhaltung dieser Untersuchungsbedingungen erfolgt normalerweise mit einer Latenzzeit von 10 s nach Kaltwasserspülung ein Nystagmus von durchschnittlich 140 s und nach Warmwasserspülung ein Nystagmus von durchschnittlich 110 s Dauer. Die individuelle Schwankungsbreite der Nystagmusdauer ist jedoch erheblich.
Zur Beurteilung der Vestibularisfunktion wird die Nystagmus-

dauer beider Seiten miteinander verglichen. Ein Seitenunterschied der Nystagmusdauer von mehr als 30 % ist eine pathologische Vestibularisreaktion. Die Bezeichnung erfolgt nach dem Erregbarkeitsgrad, der als Untererregbarkeit, Unerregbarkeit und Übererregbarkeit angegeben wird. Als vestibuläre Untererregbarkeit wird die verkürzte Nystagmusdauer bei verlängerter Latenzzeit sowohl nach Kalt- als auch nach Warmwasserspülung bezeichnet. Bei Ausbleiben einer Nystagmusreaktion nach Kalt- und Warmreizung wird der Gehörgang mit Eiswasser gespült. Ein Ausbleiben der Nystagmusreaktion selbst nach Eiswasserspülung wird als vestibuläre

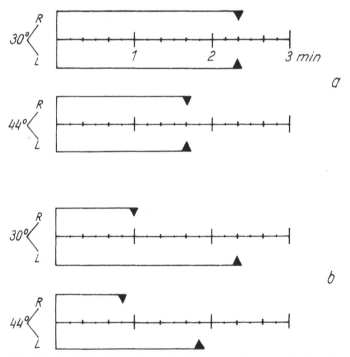

Abb. 65. Grafische Darstellung der Nystagmusdauer nach thermischer Reizung des Vestibularorgans (Hallpikesches Schema).
a Normale seitengleiche vestibuläre Erregbarkeit
b rechtsseitige Untererregbarkeit

Unerregbarkeit bewertet. Für eine Übererregbarkeit spricht eine die Norm erheblich überschreitende Nystagmusdauer bei verkürzter Latenzzeit. Zur Aufzeichnung der thermischen Vestibularisreaktion wird das Hallpikesche Schema verwendet (Abb. 65).

19.2. Die rotatorische Vestibularisprüfung

Überschwellige rotatorische Reize in Form einer Be- und Entschleunigung verursachen eine vestibuläre Nystagmusreaktion. Bei beschleunigender Drehung entsteht ein Nystagmus, dessen Schlagrichtung mit der Drehrichtung übereinstimmt. Das Abbremsen oder Stoppen einer Drehbewegung löst einen der Drehung entgegengesetzt schlagenden Nystagmus aus. Dieser postrotatorische Nystagmus wird bei der Drehprüfung registriert.

Zur Durchführung der Drehreizprüfung sitzt der Patient mit leicht zur Brust geneigtem Kopf auf einem Drehstuhl. Das Andrehen erfolgt langsam, bis eine konstante Drehgeschwindigkeit von 4 s für eine Umdrehung erreicht ist. Nach insgesamt 10 Umdrehungen wird der Drehstuhl gebremst und die Dauer des postrotatorischen Nystagmus bestimmt. Mit entgegengesetzter Drehrichtung wird die Untersuchung nach einer Pause von 5 min wiederholt. Die normale Nystagmusdauer beträgt bei Einhaltung dieser Untersuchungsbedingungen 30 $\pm$ 10 s. Da die Drehprüfung auf beide Vestibularorgane gleichzeitig einwirkt, ist die quantitative Auswertung der Nystagmusdauer problematisch. Zur orientierenden Beurteilung, ob eine beidseitige vestibuläre Unerregbarkeit besteht, sowie zur Kontrolle der Kompensation bei einseitigem Labyrinthausfall ist sie eine geeignete Untersuchungsmethode.

19.3. Die Druckreizprüfung

Die Gehörgangsöffnung wird durch die Olive des Politzerballons luftdicht abgeschlossen. Durch entsprechende Handhabung des Ballons wird die Gehörgangsluft zunächst komprimiert und dann aspiriert. Bei Bestehen einer Labyrinth-fistel bewirkt die Kompression das Auftreten eines zur gleichen Seite gerichteten Nystagmus. Nach Luftaspiration erfolgt ein zur Gegenseite gerichteter Nystagmus. Bei normalen anato-mischen Verhältnissen kann durch Kompression oder Aspira-tion der Gehörgangsluft kein Nystagmus hervorgerufen wer-den (Abb. 66).

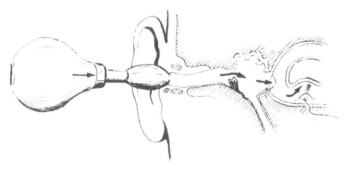

Abb. 66.   Die Druckreizprüfung. (Darstellung ohne Berücksichtigung der Topographie.)

20.   Auswertung der Nystagmusbefunde

Differentialdiagnostisch wichtig ist die Beurteilung, ob der
erhobene Nystagmusbefund eine zentrale oder periphere
Ursache hat. Obligat zentral verursacht ist ein Blickrich-
tungsnystagmus und ein grobschlägiger Spontannystagmus
mit einer rein vertikalen oder rotierenden Schlagrichtung.
Eine andere Schlagrichtung schließt jedoch eine zentrale
Ursache nicht aus.
Für eine obligate periphere Störung spricht eine labyrinthäre
Unter- und Unerregbarkeit in Kombination mit einer ein-
seitigen Schallempfindungsstörung auf der gleichen Seite.
Wahrscheinlich peripher verursacht ist ein transitorischer
Lagenystagmus mit heftigem Schwindelgefühl. Dagegen ist ein
unerschöpflicher Lagenystagmus mit geringer oder gar keiner
Schwindelempfindung zentral bedingt.
Eine Zusammenstellung von Vestibularissymptomen nach
zentraler und peripherer Lokalisation der Störung zeigt
Tabelle 2 (in Anlehnung an M. SCHWARZ).

Tabelle 2

	zentral	peripher
Schwindel	Dauerschwindel von durchschnittlich ge- ringer bis mäßiger Intensität	zunächst starker, spä- ter allmählich abneh- mender Schwindel oder Anfallsschwindel
Spontannystagmus	grobschlägig; unregel- mäßige Schlagfolge; vertikal; diagonal; rotatorisch; auch ho- rizontal in Kombina- tion mit anderen obli- gat-zentralen Symptomen; Blickrichtungsnystagmus	feinschlägig; regel- mäßige Schlagfolge; horizontal; horizontal- rotatorisch
Lagenystagmus	geringer Schwindel, lange bis unerschöpf- liche Nystagmusdauer, keine Latenz, reprodu- zierbar	heftiger Schwindel, kurze Nystagmus- dauer, Latenz, häufig nicht reproduzierbar

	zentral	peripher
Experimenteller Nystagmusbefund	Nystagmoklonus; regelwidrige Schlagrichtung nach thermischer bzw. rotatorischer Reizung	Untererregbarkeit und Unerregbarkeit, meist kombiniert mit einseitiger Schallempfindungsstörung
Seitenabweichung bei Gleichgewichtsprüfung	sofort einsetzende starke Fallneigung zur Herdseite, unabhängig von Kopfstellung	langsame Seitenabweichung bzw. Drehung in Abhängigkeit von der Kopfstellung

Sachverzeichnis

UTB

Uni-Taschenbücher

Medizinische Bände aus dem Steinkopff Verlag Darmstadt:

195. J.-G. Rausch-Stroomann
     Stoffwechselkrankheiten
     Kurzgefaßte Labordiagnostik
     XI, 127 Seiten, 4 Abb. DM 14,80

249. G. Krüger
     Der anatomische Wortschatz
     10. Aufl. Ca. VIII, 160 Seiten. DM 8,80

282. S. Rachman
     Wirkungen der Psychotherapie
     Ca. VIII, 168 Seiten, 2 Abb., 5 Tab. Ca. DM 16,80

In Vorbereitung:

     F. Günnel und J. Knothe
     HNO-Therapiefibel
     Ca. VIII, 200 Seiten, einige Abb. u. Tab. Ca. DM 18,80

UTB Uni-Taschenbücher GmbH · Stuttgart

MP

Medizinische Praxis

Sammlung für ärztliche Fortbildung

Herausgegeben von F. Mörl und A. Sturm jun.

Neuere Bände:

Springer-Verlag Berlin Heidelberg GmbH